AF747165

# Wasserstoff-peroxid

## Die universelle Wunderwaffe

---

Die richtige Anwendung und Dosierung von H2O2 im Detail (Heilmittel, Desinfektionsmittel, Medizin, Viren, Akne, Aufhellung, Haushalt, Garten uvm.)

**Haftung für externe Links**

Unser Angebot enthält Links zu externen Websites Dritter, auf deren Inhalte wir keinen Einfluss haben. Deshalb können wir für diese fremden Inhalte auch keine Gewähr übernehmen. Für die Inhalte der verlinkten Seiten ist stets der jeweilige Anbieter oder Betreiber der Seiten verantwortlich. Die verlinkten Seiten wurden zum Zeitpunkt der Verlinkung auf mögliche Rechtsverstöße überprüft. Rechtswidrige Inhalte waren zum Zeitpunkt der Verlinkung nicht erkennbar.

# Vorwort

Na, wie gut haben Sie damals zu Schulzeiten im Chemieunterricht aufgepasst? Falls Ihnen der Begriff „Wasserstoffperoxid" nichts sagt, dann wird es auf jeden Fall höchste Zeit, Ihr Wissen ein wenig aufzufrischen. Denn Wasserstoffperoxid ist eine echte Wunderwaffe – und zwar auch – oder besser gesagt GANZ BESONDERS – außerhalb des Chemieunterrichts!

Wahrscheinlich besitzen Sie sogar – wissentlich oder unwissentlich – bereits einige Produkte, die Wasserstoffperoxid enthalten. Vielleicht in Ihrem Arzneimittelschrank oder in Ihrem Kosmetikbeutel? Vor allem zum Desinfizieren wird die Lösung häufig verwendet. Das ist auch schön und gut – aber wenn Sie mich fragen, entfaltet man damit nicht nur ansatzweise das ganze Potenzial dieser chemischen Verbindung. Denn Wasserstoffperoxid ist unglaublich vielseitig einsetzbar: im Haushalt, im Garten, für Ihre Gesundheit und Schönheit und vieles mehr!

Schon vor über 200 Jahren wussten die Menschen das – doch sie scheinen es über die Zeit vergessen zu haben. Aus diesem Grund habe ich mich dafür entschieden, dieses Buch zu schreiben und damit das Haus- und Wundermittel Wasserstoffperoxid wieder ins Gespräch und zurück in die Köpfe der Menschen zu bringen. Sie werden staunen, wie dieser Stoff Ihren kompletten Alltag verändern wird. Von so manch teurem Kosmetik-, Arznei- oder Reinigungsmittel werden Sie sich schon bald verabschieden können – Sie dürfen gespannt sein!

Nun freue ich mich, dass ich Sie auf den nächsten Seiten begleiten und Ihnen längst vergessenes Wissen zu einem der vielfältigsten Hausmittel aller Zeiten näherbringen darf. Viel Spaß!

# INHALT

# 1. Ein längst vergessenes Wundermittel

Es ist ein längst vergessenes Hausmittel, über das heutzutage kaum mehr jemand spricht: Wasserstoffperoxid. Dabei gibt es jede Menge Gründe, dieses Mittel nicht in Vergessenheit geraten zu lassen! Wasserstoffperoxid, in der Chemie auch H2O2 genannt, ist nämlich ein wahres Wundermittel! Wussten Sie zum Beispiel, dass man damit Küchenutensilien oder sogar Gemüse besonders schonend reinigen kann? Oder dass es sogar als wirksamer und natürlicher Deodorant-Ersatz genutzt werden kann? Auch gegen Nasenbluten oder für weißere Zähne kann das alte Hausmittel wirksam eingesetzt werden – und das war gerade mal ein Bruchteil von dem, was H2O2 alles kann!

Bereits vor über 200 Jahren wurde Wasserstoffperoxid hergestellt. Seitdem gilt es als ein beliebtes Hausmittel, das in fast jeder Lebenssituation hilfreich sein kann. Einige Wissenschaftler gehen sogar soweit, Wasserstoffperoxid aufgrund seiner zahlreichen Eigenschaften als die „eierlegende Wollmilchsau" der Medizin zu bezeichnen: Immerhin ist das Mittel günstig, nicht patentierbar, rezeptfrei in jeder Apotheke erhältlich und außerdem wirksam gegen Viren, Bakterien und Pilze. Zudem kennt es keinerlei Resistenzen und besteht aus sehr simplen, unbedenklichen und allgegenwärtigen Stoffen. All diese Eigenschaften wurden bereits in hunderten Studien wissenschaftlich belegt und sind daher amtlich.

Die Frage, die an dieser Stelle aufkommt: Wie konnte es also dazu kommen, dass dieses kostengünstige und vielseitige Wundermittel scheinbar völlig in Vergessenheit geraten ist? Wirklich klar ist das nicht. Eine mögliche Erklärung wäre, dass das Wasserstoffperoxid in vielen Bereichen durch teurere und besser vermarktbare Produkte ersetzt wurde. Mit teureren Produkten, die noch dazu patentierbar sind, lässt sich nämlich bekanntlich mehr Geld verdienen als mit einem einzigen Stoff, der so günstig und fast überall zu erhalten und zudem in fast allen Bereichen einsetzbar ist.

Sogar in Apotheken wird Wasserstoffperoxid heutzutage meist nur noch in sehr geringen Konzentrationen verkauft und meist auch nur für einen einzigen Anwendungsbereich: die Wundreinigung. Sogar Ärzte und Apotheker scheinen vergessen zu haben, was Wasserstoffperoxid noch alles kann – vor allem im medizinischen Bereich. All die verschiedenen Anwendungsbereiche des Stoffes, die seit dem Jahr 1880 erschlossen wurden und heute aktueller sind denn je, scheinen in Vergessenheit geraten zu sein. Selbst Medizinstudenten werden bestätigen, dass Wasserstoffperoxid höchstens in Zusammenhang mit der Wundbehandlung im Laufe des Studiums Erwähnung findet. Das ist besonders schade, da gerade hier in Deutschland vor über 50 Jahren mit Hilfe intensiver wissenschaftlicher Forschungen die Grundlagen für eine moderne und erweiterte Anwendung von Wasserstoffperoxid geschaffen wurden. Leider werden diese Befunde aktuell kaum noch erwähnt – die Geschichte der Wasserstoffperoxid-Anwendung scheint wie ausgelöscht.

Aus diesem Grund habe ich es mir zur Aufgabe gemacht, das Wissen über diesen außergewöhnlichen Stoff aus der Vergessenheit zurückzuholen und auf die zahlreichen Anwendungsbereiche von H2O2 aufmerksam zu machen. Ich möchte Ihnen auf den nächsten Seiten alles rund um das in Vergessenheit geratene Hausmittel erzählen und Ihnen zeigen, wie es auch Ihren Alltag bereichern kann. Freuen Sie sich auf spannende und unbekannte Fakten und Erkenntnisse und lassen Sie sich von dem Wundermittel Wasserstoffperoxid überzeugen!

# 2. Was ist Wasserstoffperoxid?

Bevor wir uns genauer anschauen, was Wasserstoffperoxid alles kann, möchte ich Ihnen zeigen, was Wasserstoffperoxid eigentlich ist. Im Grunde lässt sich Wasserstoffperoxid rein optisch kaum von herkömmlichem Wasser unterscheiden: In verdünnter Form hat Wasserstoffperoxid nämlich ähnlich wie Wasser eine farblose und flüssige Konsistenz. Erst in höherer Konzentration nimmt es eine blassblaue Farbe an.

Wie die chemische Bezeichnung H2O2 bereits vermuten lässt, besteht Wasserstoffperoxid aus einer Verbindung aus Sauerstoff (O) und Wasserstoff (H). Vergleicht man die chemische Formel von Wasserstoffperoxid ($H_2O_2$) zudem mit der chemischen Formel von Wasser ($H_2O$), wird zudem deutlich, dass Wasserstoffperoxid genau ein Sauerstoffatom (O) mehr enthält als Wasser.

Keine Sorge – das war's auch schon wieder mit Chemie, auch wenn es dazu noch so einiges zu berichten gäbe. Immerhin soll das hier ein praktischer Ratgeber werden und kein Chemiebuch. Dennoch ist es wichtig, ein gewisses Grundverständnis – auch im chemischen Sinne – für den Stoff aufzubringen, um überhaupt verstehen zu können, was Wasserstoffperoxid überhaupt ist und wie es schließlich auch wirkt.

Um davon ein besseres Verständnis zu bekommen, lohnt sich ein Blick in die Vergangenheit und auf die Geschichte von Wasserstoffperoxid. Erstmals entdeckte der französische Chemiker Louis Jacques Thenard im Jahr 1818 die Lösung – allerdings per Zufall. Er nannte die Substanz, die sehr leicht in reinen Sauerstoff und Wasser zerfiel, zuerst „Sauerstoffwasser". Der Begriff Wasserstoffperoxid etablierte sich erst später. Die neu entdeckte Substanz sorgte für einen große Faszination bei dem Chemiker Thenard, wodurch er immer mehr Untersuchungen anstellte und schließlich herausfand, welch vielseitige Eigenschaften die neu entdeckte Substanz besitzt: In hohen Konzentrationen ließ sich feststellen, dass Wasserstoffperoxid Farbstoffe und sogar Haare bleichen konnte. Diese Eigenschaft machen sich Friseure übrigens bis heute zuutze und ziehen Wasserstoffperoxid als Grundlage für das Blondieren heran. Thenard fand zudem heraus, dass kleine Wunden sofort aufhörten zu bluten, sobald sie mit Wasserstoffperoxid in Verbindung kamen. Vorerst wurde diese Eigenschaft allerdings nicht weiter verfolgt, da die chemischen Stoffe zur damaligen Zeit häufig verunreinigt waren und das Risiko einer Wundinfektion daher zu groß war.

Erst im Jahr 1857 wagte sich der bekannte englische Hygieniker Benjamin Ward Richardson erneut an den Stoff heran und führte einige interessante Untersuchungen und Versuche durch. So stellte er schließlich fest, dass Wunden, die mit Wasserstoffperoxid behandelt wurden, nicht nur schneller, sondern auch ohne Infektionen verheilten. Außerdem konnte festgestellt werden, dass der enthaltene Sauerstoff zur Wundreinigung beiträgt, da dieser Schmutzpartikel wirksam abstößt.

Im Rahmen weiterer Forschungen Ende des 19. Jahrhunderts – unter anderem durch Louis Pasteur und Robert Koch – wurde entdeckt, dass Wasserstoffperoxid ausgezeichnet gegen jegliche Erreger, darunter Bakterien, Viren und Pilze, wirkt. Man fand damals heraus, dass bereits sehr geringe Konzentrationen abtötend wirken. Schon eine Konzentration von weniger als einem Prozent soll diese Wirkung haben. Moderne Forschungen konnten diese Erkenntnisse bestätigen, sodass man heute sicher weiß, dass Wasserstoffperoxid hervorragend gegen Erreger eingesetzt werden kann.

Ab dem Jahr 1870 begann schließlich die Produktion des Stoffes, sodass dieser ab dem Jahr 1880 in der Medizin umfassend eingesetzt wurde, ganz besonders in den USA. Gleichzeitig wurde weiterhin fleißig zu dem Thema geforscht, was zur Folge hatte, dass zu dieser Zeit zahlreiche wissenschaftliche Publikationen erschienen, die die Wirksamkeit von Wasserstoffperoxid weiter bestätigten. Übrigens: Aspirin kam erst rund 20 Jahre später im Jahr 1897 auf den Markt!

Eine ganz besondere Rolle im Rahmen der Wasserstoffperoxid-Forschung spielte der Peroxid-Forscher und Chemiker Charles Marchand. Dieser sammelte in rund 18 Büchern alle wissenswerten Informationen und medizinischen Artikel, die zum Thema Wasserstoffperoxid existierten. Diese veröffentlichte er schließlich im Zeitraum von 1880 und 1905. In diesen Büchern beschrieb er sämtliche Eigenschaften und Anwendungsbereiche von Wasserstoffperoxid sowie neueste wissenschaftliche Erkenntnisse und Erfolge der damaligen Zeit. Zudem grenzte er Wasserstoffperoxid von vielen damals gebräuchlichen Mitteln ab, die giftig waren und heutzutage gar nicht mehr eingesetzt werden.

Heutzutage ist Wasserstoffperoxid, wie bereits erwähnt, vor allem als Bleichmittel für Haare bekannt. So hat fast jeder schon einmal den Begriff „peroxidblond" gehört, der sich von eben jenem Stoff ableitet. Beim Bleichen wirkt Wasserstoffperoxid als Oxidationsmittel, das heißt, es oxidiert sogenannte Melanine, also Pigmente, die dem Haar Farbe verleihen. Dadurch wird dem Haar seine Farbe entzogen und ein natürliches blässlich wirkendes Gelb erscheint.

Natürlich wird Wasserstoffperoxid auch noch in zahlreichen anderen Bereichen eingesetzt. Unter anderem spielt er sogar in Zusammenhang mit Raketentreibstoff eine wichtige Rolle – mehr dazu jedoch später, wenn es um die verschiedenen Anwendungsbereiche des Stoffes geht. Vorab wollen wir uns nochmal ein wenig der Wissenschaft und all den spannenden und neuesten Erkenntnissen rund um Wasserstoffperoxid widmen.

# 3. $H_2O_2$: Das sagt die Wissenschaft

Heutzutage ist man sich innerhalb aber auch außerhalb der Wissenschaft einig: Wasserstoffperoxid ist wirksam, ungiftig und ohne das Risiko von Reizwirkungen einsetzbar. Außerdem ist es eine der wenigen Substanzen, für die bisher keinerlei allergische Reaktionen festgestellt wurden. Neben seiner hohen Wirksamkeit zählt Wasserstoffperoxid also auch zu den verträglichsten Stoffen. Dies liegt in erster Linie daran, dass Wasserstoffperoxid eben nur in Wasser und Sauerstoff zerfallen kann – all das bestätigen auch zahlreiche aktuelle wissenschaftliche Untersuchungen.

Was wir dank zahlreichen Untersuchungen und Forschungsarbeiten mittlerweile außerdem wissen: Wasserstoffperoxid wird fast überall in unserem Körper während des Zuckerstoffwechsels gebildet. Es unterstützt die körpereigene Abwehr von Krankheitserregern und stärkt zudem unsere Immunabwehr.

Schon vor über 100 Jahren fand man außerdem nach intensiver Forschung heraus, dass sich Wasserstoffperoxid hervorragend zur Desinfektion eignet, da es in der Lage ist, Stoffe, die sich bei Entzündungen bilden, unschädlich zu machen. Eine weitere Eigenschaft, die mittlerweile fast völlig in Vergessenheit geraten ist, jedoch wissenschaftlich sehr gut belegt ist: Wasserstoffperoxid wirkt desodorierend, das heißt, es kann ähnlich wie ein Deodorant gegen unangenehme Gerüche eingesetzt werden.

Es wirkt allerdings nicht nur gegen Schweißgeruch, sondern darüber hinaus auch gegen üble Gerüche, die beispielsweise bei Gebärmutterkrebs entstehen können. Auch bei durchbrochenem Brustkrebs können starke Gerüche bis hin zu schlimmem Gestank auftreten, die in vielen Fällen sogar sozial isolierend wirken. Vor allem in diesen Bereichen könnte Wasserstoffperoxid auch heute zum Einsatz kommen und vielen Menschen geholfen werden – vorausgesetzt, man erinnert sich an die vielseitigen Möglichkeiten zur Anwendung der Lösung.

Besonders große Erfolge innerhalb der Forschung wurden Ende des 19. Jahrhunderts überwiegend auf folgenden Gebieten erzielt

- **Atemsystem:** Lungenentzündung, Bronchitis, Kehlkopf-, Mandel- und Rachenentzündung, akuter und chronischer Schnupfen, Grippe, Ohrenentzündungen
- **Mundhöhle:** Karies, Zahnfleischentzündungen, Bakterien- oder Hefeinfektion
- **Haut:** Hautinfektionen aller Art, juckende Ekzeme, Furunkel, Akne, Fußpilz und generell Pilze, alte, frische oder nicht heilende Wunden, Pusteln (z. B. bei Windpocken), allergische Symptome, Insektenstiche, Verbrennungen
- **Innere Anwendung:** Magenentzündungen, Cholera, Typhus, Gelbfieber

Sie sehen also: Bereits im 19. Jahrhundert kam Wasserstoffperoxid vielfältig zum Einsatz und mit Hilfe zahlreicher wissenschaftlicher Untersuchungen konnte bereits damals die große Bandbreite des Stoffes festgestellt werden.

Einen besonderen Aufschwung hatte Wasserstoffperoxid im medizinischen Bereich zu dieser Zeit vor allem deswegen, weil damals Antibiotika sehr leichtfertig und häufig verschrieben wurden, was zahlreiche Resistenzen nach sich zog (das heißt, die Antibiotika verloren ihre Wirksamkeit), was die Medizin vor ein großes Problem stellte. Beim Wasserstoffperoxid hingegen konnten keinerlei Resistenzen festgestellt werden, was den Stoff zur damaligen Zeit so wertvoll macht. Gut zu wissen:

Laut renommierten Wissenschaftlern ist auch zukünftig nicht zu erwarten, dass Resistenzen entstehen werden.

Nachdem die Beliebtheit von Wasserstoffperoxid in den darauffolgenden Jahren wieder abnahm, wurde gegen Ende der 1950er Jahre wieder vermehrt an dem Stoff geforscht. Unter anderem wurde erstmals erforscht, wie sich das Peroxid in 30-prozentiger Konzentration (also sehr stark konzentriert) in Kontakt mit Haut verhält. Überraschenderweise stellte man hierbei fest, dass – entgegen der Meinung zahlreicher damaliger Wissenschaftler und Lehrbücher – keine Verätzungen eintraten. Diese Erkenntnis war in der Forschung ein echter Durchbruch! Denn: Dadurch, dass Wasserstoffperoxid die Haut sehr rasch und fast unverändert durchdringen kann und erst in recht tiefem Gewebe in seine Bestandteile Sauerstoff und Wasser zersetzt wird, hat man eine gute Methode gefunden, wie man gefahrlos und auf einfache Art und Weise Sauerstoff in den menschlichen Körper bzw. den Organismus bringen kann.

Durch diese neuen Erkenntnisse konnte eine neue und exzellente Therapie gegen Durchblutungsstörungen entwickelt werden, die sich vor allem an den Beinen als höchst wirksam entpuppte. Gerade in der heutigen Zeit sind Krankheitsbilder in Zusammenhang mit Durchblutungsstörungen weit verbreitet. Vor allem Diabetes oder Rauchen begünstigen Durchblutungsstörungen. Eine Studie aus Leipzig belegt, dass bereits das Auftragen einer Salbe mit einer 20-prozentigen Wasserstoffperoxid-Konzentration im Abstand von zwei Tagen bereits gute Erfolge erzielen kann – allerdings scheinen auch diese Erkenntnisse völlig in Vergessenheit geraten zu sein, wodurch diese gefahrlose und dennoch effektive Therapie heute kaum mehr bekannt ist.

Interessant sind auch die neuesten Erkenntnisse zur Behandlung von Pilzen mit Hilfe von Wasserstoffperoxid. Vor allem an deutschen Universitäten wurde hierzu intensiv geforscht. Die gewonnenen Erkenntnisse sind erstaunlich: Durch die durchblutungsfördernde Wirkung von Wasserstoffperoxid eignet sich dieses auch bestens für die Bekämpfung von Pilzen, da diese für gewöhnlich vor allem in schlecht durchbluteten oder kalten Arealen (wie beispielsweise den Füßen) auftreten. Eine gesteigerte Durchblutung kann der Entstehung von Pilzen also vorbeugen.

Außerdem konnte wissenschaftlich nachgewiesen werden, dass Wasserstoffperoxid dazu in der Lage ist, sämtliche Viren zu hemmen – eine weitere Eigenschaft, die Wasserstoffperoxid beispielsweise von Antibiotika unterscheidet, deren Einnahme mit zahlreichen Nebenwirkungen einhergeht.

Ein weiterer, spannender Bereich aus der Wissenschaft: die Krebsforschung. Im Jahr 1960 wurde erstmals der Zusammenhang zwischen Wasserstoffperoxid und Krebs genauer untersucht. Und siehe da: Auch hier wurden erstaunliche Zusammenhänge gefunden, die erst 50 Jahre später (!) in Japan wiederentdeckt wurden.

Auch im Kampf gegen Krebs spielt die Eigenschaft von Wasserstoffperoxid, Sauerstoff in den Organismus bzw. das Gewebe bringen zu können, eine entscheidende Rolle. Der Wissenschaftler und Nobelpreisträger Otto Warburg konnte nachweisen, dass die Stoffwechselprozesse in Tumoren ausgebremst oder gar gestoppt werden können, wenn Sauerstoff zugeführt wird.

Auch in Zusammenhang mit Hauttumoren, den sogenannten Basaliomen, konnte ein positiver Effekt nachgewiesen werden: Wurden diese Basaliome vor der eigentlichen Bestrahlung mit einer Wasserstoffperoxid-Salbe vorbehandelt, so war anschließend schon die halbe Dosis der Bestrahlungstherapie ausreichend, um die Hauttumore gänzlich zu vernichten. Auch dieses Verfahren konnte sich leider in Deutschland (aus welchen Gründen auch immer) nicht durchsetzen. In Japan wurde es kürzlich wieder entdeckt und seitdem höchst erfolgreich im Kampf gegen Hautkrebs eingesetzt.

Insgesamt und unter Einbeziehung sämtlicher wissenschaftlicher Arbeiten kann man also festhalten: Wasserstoffperoxid ist ein höchstwirksames Arzneimittel, das häufig leider völlig unterschätzt wird und sein Potenzial nicht entfalten kann.

Wissenschaftler aus aller Welt sind sich einig, dass Wasserstoffperoxid einen Weg zurück in die Apotheken und Behandlungszimmer von Ärzten finden muss, denn: Wasserstoffperoxid ist in Zusammenhang mit vielen Krankheitsbildern nicht nur wirksam, sondern zudem sehr gut verträglich und risikoarm.

Anbei möchte ich nochmal anschaulich für Sie zusammenfassen, weshalb Wasserstoffperoxid seinen Weg zurück in die Gesellschaft finden sollte, und welche Argumente und Studien dafürsprechen, dass dieser vielseitige und zugleich kostengünstige Stoff wieder vermehrt, u. a. zur Behandlung von Krankheiten, eingesetzt wird:

- **Resistenzen:** Im Gegensatz zu beispielsweise Antibiotika scheint Wasserstoffperoxid keine Resistenzen zu bilden – damit eignet es sich besonders gut für den Einsatz von Erregern, die nachweislich resistent gegen Antibiotika sind. So könnten beispielsweise virale Erreger wie Herpes oder Windpocken hervorragend mit Wasserstoffperoxid behandelt werden.

- **Durchblutungsstörungen:** Weshalb Wasserstoffperoxid heute nur noch selten bei Durchblutungsstörungen angewendet werden, obwohl zahlreiche Studien aus den 1980er Jahren seine hervorragende Wirksamkeit in diesem Bereich bestätigen, ist unerklärlich. Zahlreiche Krankheitsbilder, die mit Durchblutungsstörungen einhergehen, wären mit Hilfe von Wasserstoffperoxid heutzutage sofort behandelbar.

- **Krebsheilung/Kombinationstherapie:** Vor allem unangenehme Gerüche, die mit Krebserkrankungen häufig einhergehen, könnten mit Hilfe von Wasserstoffperoxid behandelt bzw. gänzlich beseitigt werden.

Auch in diesem Bereich wäre die Re-Etablierung von Wasserstoffperoxid äußerst wünschenswert.

- **Mund/Rachen:** Bis zu 80 Prozent aller Mund- und Rachenentzündungen sind heutzutage durch Viren bedingt, die – wie wir wissen – nicht durch Antibiotika bekämpft werden können. Bei Mandelentzündungen spielen häufig resistente Kokken eine große Rolle, die ebenfalls nicht durch Antibiotika beeinflussbar sind. Aus diesem Grund würde sich der Einsatz von Wasserstoffperoxid an dieser Stelle ganz besonders gut anbieten, der vor einigen Jahren noch Standard in allen HNO-Praxen war, allerdings schleichend in Vergessenheit geraten zu sein scheint.
- **Desinfektion und Oxidation von Giften:** Wasserstoffperoxid hat eine besonders hervorragende desinfizierende Wirkung und eignet sich daher gut zur Versorgung von Verbrennungen, Tierbissen oder Vergiftungen durch beispielsweise Kontakt mit giftigen Pflanzen. Wasserstoffperoxid ist nämlich dazu in der Lage, giftige Stoffe zu oxidieren und dadurch unwirksam zu machen. Außerdem kann Wasserstoffperoxid allgemein Juckreiz lindern und die Haut beruhigen.

Über die Wirksamkeit und das große Potenzial von Wasserstoffperoxid ist man sich also in der Wissenschaft einig. Die große Frage, die bleibt und die sich auch kein Wissenschaftler erklären kann: Wie kann ein solch vielseitiges und zugleich günstiges Mittel derart in Vergessenheit geraten?

Eine entscheidende Rolle könnte der Einfluss der Großindustrie gespielt haben, da Wasserstoffperoxid, wie bereits erwähnt, spottbillig und zudem nicht patentierbar ist. Eine untergeordnete Rolle haben möglicherweise historisch bedingt falsch interpretierte Studienergebnisse gespielt. Die Wissenschaft ist sich also einig: Wasserstoffperoxid sollte endlich wieder den Platz in der Medizin einnehmen, der ihm auch wirklich gebührt!

Was man an dieser Stelle beachten sollte: Der Fokus der wissenschaftlichen Forschungen lag meistens auf dem medizinischen Bereich. Natürlich kann Wasserstoffperoxid aber auch außerhalb des medizinischen Sektors genutzt werden – zum Beispiel im Haushalt oder im Garten. Wie groß das Spektrum rund um Wasserstoffperoxid wirklich ist, möchte ich Ihnen nun im folgenden Kapitel zeigen – Sie dürfen gespannt sein und ich kann Ihnen auch bereits jetzt schon verraten: Sie werden staunen!

# 4. Was kann Wasserstoffperoxid?

Dass Wasserstoffperoxid im medizinischen Bereich wahnsinnig vielseitig einsetzbar ist, wissen Sie nun bereits. Doch Wasserstoffperoxid kann noch so einiges mehr. Sie werden im weiteren Verlauf dieses Buches noch zahlreiche praktische Anwendungsbeispiele finden. In diesem Kapitel möchte ich Ihnen einen kleinen Vorgeschmack geben und Ihnen zeigen, was Wasserstoffperoxid alles kann – und glauben Sie mir, es ist eine ganze Menge!

## 4.1 DAS KANN WASSERSTOFFPEROXID

Vor allem in Reinigungsmitteln kommt Wasserstoffperoxid auch heute noch häufig zum Einsatz. Dies liegt daran, dass Wasserstoffperoxid nicht nur oxidierend und desinfizierend, sondern darüber hinaus auch bleichend wirkt.

Wie Sie bereits wissen, kann Wasserstoffperoxid zudem auch in unserem eigenen Körper hergestellt werden – wenn auch nur in geringem Maße. Auch im Zuge zahlreicher biochemischer Vorgänge wird der Stoff gebildet, so zum Beispiel auch bei der Umwandlung von Zucker. Wir können also festhalten:

- Unser eigener Körper kann Wasserstoffperoxid in geringen Maßen selbst herstellen.
- Bestimmte Stabilisatoren sorgen dafür, dass Wasserstoffperoxid nicht in seine einzelnen Bestandteile zerfällt.
- Wasserstoffperoxid wird auch in zahlreichen anderen biochemischen Vorgängen hergestellt, zum Beispiel bei der Umwandlung von Zucker.

- Dank diverser Katalasen und Schutzmechanismen unseres Körpers ist Wasserstoffperoxid für den menschlichen Körper in geringem Maße nicht gefährlich.

Vorzufinden ist Wasserstoffperoxid übrigens meist in flüssiger Form, da es sich bei dem Stoff schließlich auch um eine Flüssigkeit handelt. Meist sind also auch jene Mittel, die Wasserstoffperoxid enthalten, flüssig, man denke zum Beispiel an Reiniger im Haushalt oder spezielle Desinfektionsmittel.

Auch als Bleachingmittel ist Wasserstoffperoxid in flüssiger Form beliebt. Zum Einsatz kommt es in diesem Zusammenhang allerdings nicht nur im Friseursalon zum Blondieren von Haaren, sondern zum Beispiel auch zum Aufhellen von verfärbten Zähnen beim Zahnarzt. Sogar einige Zahnpasten enthalten für ihren aufhellenden Effekt teilweise Wasserstoffperoxid.

Aber Achtung: Da Wasserstoffperoxid eine bleichende Wirkung hat, sollten Sie vor allem bei höheren Konzentrationen vorsichtig sein und nicht notwendigen Hautkontakt vermeiden. Denn auch der Haut kann Wasserstoffperoxid bei übermäßigem Kontakt Farbe entziehen und so hellere Stellen zurücklassen. Mein Tipp an Sie: Arbeiten Sie also am besten mit Handschuhen oder waschen Sie sich nach Hautkontakt sofort gründlich Ihre Hände.

Besonders bekannt ist Wasserstoffperoxid, wie Sie bereits wissen, auch für seine desinfizierende Wirkung. Er kann sogar Bakterien, Pilze oder Viren bekämpfen! So können beispielsweise Mundspülungen mit Wasserstoffperoxid echte Wunder gegen Zahnfleischentzündungen bewirken! Doch nicht nur das Zahnfleisch – der gesamte Mund und Rachenraum kann mit Hilfe von Wasserstoffperoxid optimal gereinigt werden.

Um die Übertragung von Viren und Bakterien über die Hände oder Schleimhäute zu verhindern, bietet sich Wasserstoffperoxid als Desinfektionsmittel an, das Infektionen effektiv vermeiden kann. Natürlich können nach diesem Prinzip auch Oberflächen oder zum Beispiel ärztliche oder medizinische Instrumente gereinigt werden.

Auch der Eigenschaft von Wasserstoffperoxid, kleine Blutungen schnell und zuverlässig stoppen zu können, wird sich im zahnmedizinischen Bereich bedient: Die Lösung bietet sich daher besonders bei Zahn-Operationen an, um kleine Wunden sofort zu versorgen.

Auch in Salben-Form kann Wasserstoffperoxid erstaunliche Fähigkeiten entfalten: So können Cremes, die Wasserstoffperoxid enthalten, beispielsweise Hautkrankheiten wie Schuppenflechte lindern. Eine etwas höher dosierte Salbe (mit einer Konzentration von 35 %) kann Hauterkrankungen wie Akne, Schuppenflechte oder Allergien sogar gänzlich abheilen oder verschwinden lassen. Eine etwas niedriger dosierte Salbe (mit einer Konzentration von etwa 10 %) wird für die Anwendung gegen Fußpilz oder Windpocken empfohlen. Bereits 3-prozentige Lösungen können übrigens bei lästigen und juckenden Mückenstichen helfen.

Wussten Sie außerdem, dass Wasserstoffperoxid auch für eine innere Anwendung geeignet ist? Man kann den Stoff also nicht nur von außen auf die Haut auftragen, sondern auch in einer entsprechend geringen Dosis und mit ausreichend Wasser verdünnt auch oral zu sich nehmen. Folgende positive Effekte können damit einhergehen:

- Das Immunsystem wird gestärkt.
- Bei Gebärmutter- oder Brustkrebs können so geruchsbildende Bakterien und der damit einhergehende unangenehme Geruch vermieden werden.
- Die Durchblutung wird extrem gefördert.

- Es wird der Entstehung von Gelbfieber-Viren vorgebeugt.
- Auch Erkrankungen wie Cholera, Typhus oder Gastritis wird vorgebeugt.

Übrigens: Seit neuestem wird Wasserstoffperoxid auch für Leuchtstäbe (sogenannte Knicklichter) verwendet. Um zu verstehen, wie das genau funktioniert, müssen wir nochmal einen kurzen Ausflug in die Welt der Chemie machen. Das Wasserstoffperoxid wird separat in einer der Kammern des Leuchtstabs gelagert. Sobald der Stab jedoch geknackt wird, verbindet sich das Wasserstoffperoxid mit dem anderen im Stab enthaltenen Stoff, genannt „Ester“. Die beiden Stoffe reagieren schließlich miteinander, sodass die äußerst unstabile Verbindung namens „Peroxysäureester“ entsteht. Diese ist so instabil, dass sie bereits nach kurzer Zeit zerfällt. Und genau hierbei wird Energie freigesetzt – und zwar so viel, dass die Farbstoffmoleküle angeregt werden und der Leuchtstab anfängt zu leuchten.

Doch nicht nur zum Leuchten wird Wasserstoffperoxid eingesetzt. Wussten Sie zum Beispiel, dass Wasserstoffperoxid auch als Raketentreibstoff fungiert? Hierfür werden extrem stark konzentrierte Lösungen mit einem Wasserstoffperoxid-Gehalt von über 90 % benötigt. Auch hier wird sich der Zersetzungsmechanismus des Stoffes zunutze gemacht und die dabei entstehende Energie genutzt.

## 4.2 DIE VOR- UND NACHTEILE VON WASSERSTOFFPEROXID

Sie sehen also: Ich habe Ihnen zu Beginn dieses Buches nicht zu viel versprochen. Wasserstoffperoxid ist tatsächlich einer der vielseitigsten und nützlichsten Stoffe, die jemals entdeckt wurden. Dennoch ist natürlich immer wichtig, ALLE Seiten zu beleuchten und neben zahlreichen Vorteilen auch mögliche Nachteile zu betrachten. Im Folgenden sollen also übersichtlich sowohl die Vorteile von Wasserstoffperoxid als auch die möglichen Nachteile dieses Stoffes aufgezeigt werden.

Sie haben auf den letzten Seiten ja bereits einen kleinen Eindruck davon bekommen, wie wahnsinnig vielseitig Wasserstoffperoxid ist und welche zahlreichen positiven Eigenschaften es hat. Es ist also nicht nur ein Bleichmittel, sondern darüber hinaus auch ein nützliches Hilfsmittel im Haushalt oder für die eigene Gesundheit. Es ist also relativ leicht, ZAHLREICHE Vorteile zu finden, die Wasserstoffperoxid bietet – aber sehen Sie am besten selbst:

Wasserstoffperoxid...

...wirkt gegen Viren

...wirkt gegen Bakterien (antibakteriell)

...wirkt desinfizierend

...wirkt pilzhemmend

...kann als Reiniger fungieren und steht chemischen Reinigern in nichts nach

...ist günstig – ganz besonders beim Kauf von größeren Mengen

...kann Schimmel bekämpfen

...zerfällt in natürliche Bestandteile und ohne Nebenprodukte

...ist umweltfreundlich

...ist ungiftig

**...ist WAHNSINNIG VIELSEITIG EINSETZBAR**

Eine Menge Vorteile, die erstmal für sich sprechen und Wasserstoffperoxid zu einem solch einzigartigen Stoff machen! Wie bereits erwähnt, sollten jedoch neben Vorteilen immer auch Nachteile oder mögliche Risiken angesprochen werden. Wie bei allen Chemikalien bzw. Stoffen ist natürlich ein acht- und sorgsamer Umgang wichtig. Wird Wasserstoffperoxid nicht sachgemäß gebraucht, kann es durchaus ungewollte Überraschungen oder gar Verletzungen geben – und das gilt es natürlich zu vermeiden! Anbei finden Sie also einige Nachteile von Wasserstoffperoxid, die Sie zu einem achtsamen Umgang mahnen sollen:

... Extrem hohe Konzentrationen (> 80 %) der Lösung können gefährlich sein – arbeiten Sie deshalb immer mit gering dosierten Lösungen.

... Bei direktem Augenkontakt kann es zu Reizungen im Augenbereich kommen. Sie sollten den direkten Kontakt zwischen Wasserstoffperoxid und Ihren Augen also unbedingt vermeiden. Sollte es doch dazu kommen, empfiehlt es sich, Ihre Augen sofort mit klarem Wasser auszuspülen. Sollte keine Besserung auftreten, sollten Sie einen Arzt aufsuchen.

... Zu hohe Konzentrationen können unter Umständen auch die Haut reizen. Auch hier sollten Sie im Falle eines Kontaktes die Stelle sofort mit klarem Wasser säubern. Bei stärkeren Verletzungen sollten Sie nicht zögern, einen Arzt aufzusuchen. Verletzungen dieser Art stellen dennoch eine Ausnahme dar, da Wasserstoffperoxid in der richtigen Konzentration nicht reizend ist und der Haut sogar wohltut.

... Bedenken Sie stets, dass sich manche Oberflächen bei Kontakt mit Wasserstoffperoxid farblich verändern können. Vor allem hoch konzentrierte Lösungen können dazu führen, dass das Wasserstoffperoxid bleichend wirkt und Farbpigmente zerstört.

... Wie bei (fast) allen Substanzen, gibt es auch bei Wasserstoffperoxid ein Mindesthaltbarkeitsdatum – Wasserstoffperoxid ist also nicht ewig haltbar. Nähere Informationen zur Haltbarkeit Ihres Produktes finden Sie auf der Verpackung. Aus Sicherheitsgründen sollten Sie das Produkt nach Ablauf des Mindesthaltbarkeitsdatums nicht mehr benutzen.

... Wie bei vielen anderen Arzneimitteln auch, gilt auch für Wasserstoffperoxid: Lagern Sie den Behälter, in dem Sie den Stoff aufbewahren, dicht geschlossen an einem eher kühlen Ort und unter Lichtausschluss. Keinesfalls sollten Sie den Behälter direktem Sonnenlicht ausliefern. Meist empfiehlt der Hersteller zudem eine bestimmte Lagertemperatur – auch diese sollten Sie einhalten.

Es gibt im Umgang mit Wasserstoffperoxid also auch einige Dinge zu beachten. Dringend zu empfehlen ist also – wie im Übrigen bei allen Arzneimitteln oder chemischen Lösungen – ein sorgsamer Umgang. Auch wenn Wasserstoffperoxid im Allgemeinen als ungefährlich gilt, sollten Sie unnötigen Haut- oder Augenkontakt stets vermeiden und den Behälter sachgemäß aufbewahren. Dass Sie die Lösung außerdem gut geschützt vor Kindern aufbewahren sollten, versteht sich von selbst!

Nachdem Sie nun also auch alle möglichen Vorteile und Nachteile von Wasserstoffperoxid kennen, ist es nun aber an der Zeit, dass Sie endlich erfahren, wie Wasserstoffperoxid auch Ihren Alltag konkret bereichern kann. Alles, was Sie über die Anwendung von Wasserstoffperoxid in sämtlichen alltäglichen Situationen wissen müssen, erfahren Sie im nächsten Kapitel!

# 5. Die Anwendungsbereiche von Wasserstoffperoxid – so hilft es Ihnen im Alltag!

Nun geht es ans Eingemachte! Nach einer kleinen theoretischen Einführung zu dem alten Wundermittel Wasserstoffperoxid wollen wir nun endlich zur Praxis übergehen und uns anschauen, wie Wasserstoffperoxid Ihren Alltag bereichern kann. Im Zuge dessen werden wir uns ganz besonders intensiv folgenden vier Anwendungsbereichen widmen:

- Behandlung von Krankheit
- Einsatz im Haushalt
- Anwendung im Garten
- Gebrauch im Alltag

Selbstverständlich werde ich Ihnen nicht nur erklären, wo Wasserstoffperoxid eingesetzt werden kann, sondern vor allem auch detailliert und gut verständlich darstellen, WIE Sie Wasserstoffperoxid richtig einsetzen. Seien Sie gespannt und staunen Sie ein weiteres Mal über die vielfältigen Kräfte dieses alten Hausmittels!

## 5.1 BEHANDLUNG VON KRANKHEITEN

**Erkältungen**

Wer kennt es nicht: Man wacht plötzlich mit einem kratzigen Hals, Schluckbeschwerden oder Husten auf. All das sind erste Anzeichen einer lästigen Erkältung, die meistens immer genau dann kommt, wenn man sie am wenigsten gebrauchen kann. Viele Menschen greifen dann erstmal zu teuren Schmerzmitteln, Lutschbonbons oder anderen Arzneimitteln, die unter anderem in Magazinen oder im Fernsehen beworben werden.

In manchen Fällen ist es vielleicht sogar so, dass man das passende Medikament gar nicht zu Hause hat und erst der Apotheke oder gar dem Arzt einen Besuch abstatten muss. Wie praktisch wäre es da doch, wenn es ein Mittelchen geben würde, das man sich immer zu Hause bereitstellen könnte, weil es gegen zahlreiche Krankheitssymptome oder zum Beispiel auch im Haushalt eingesetzt werden kann? Überraschung: Dieses Mittel gibt es tatsächlich und wer hätte es gedacht – die Rede ist natürlich von Wasserstoffperoxid. Denn tatsächlich hat es sich auch bei der Bekämpfung erster Anzeichen einer Erkältung bewährt und ist zugleich um einiges preiswerter als herkömmliche Arzneimittel.

Doch wie kann Wasserstoffperoxid bei Erkältungssymptomen angewandt werden? So viel vorab: Zögern Sie nicht mit der Behandlung und handeln Sie direkt nach Auftreten der ersten Symptome. So kann ein schlimmerer Krankheitsverlauf verhindert oder in der Regel zumindest abgeschwächt werden. Es gibt hierfür verschiedene Möglichkeiten, die ich Ihnen nun vorstellen möchte:

- **In die Ohren geben:** Die Auffassung, dass sich Krankheitserreger, also Viren bei der Grippe oder Bakterien bei einer Erkältung, ausschließlich über Schleimhäute wie die Augen, den Mund oder die Nase verbreiten, ist immer noch weit verbreitet. Heutzutage weiß man allerdings, dass die meisten Erreger über den Hörkanal, also die Ohren, in den menschlichen Körper dringen. Deswegen empfehlen zahlreiche Experten, die Krankheitserreger über die häufigste Eintrittsöffnung – also die Ohren – zu bekämpfen.

Nutzen Sie zur Anwendung gegen Grippesymptome eine 3-prozentige Wasserstoffperoxid-Lösung und tropfen Sie einige Tropfen davon jeweils in beide Ohren. Falls Sie hierbei ein leichtes Knistern wahrnehmen – keine Sorge! Das ist völlig normal und wird durch die Sauerstoffzugabe verursacht. Optimal ist die Gabe von etwa 3 Tropfen zweimal täglich pro Ohr. Am besten lassen Sie die Flüssigkeit dann etwa 10 Minuten einwirken und lassen die Lösung anschließend aus den Ohren herauslaufen, soweit sich Flüssigkeit löst.

Eine weitere Möglichkeit besteht darin, ein Wattestäbchen in 3-prozentige Lösung zu tunken und beide Ohren dann jeweils mit den Wattestäbchen ausreiben.

Verschiedene Studien zeigen verblüffende Erfolge im Zusammenhang mit Wasserstoffperoxid und der Bekämpfung von Grippesymptomen: Bei den meisten Probanden konnten die beginnenden Beschwerden, darunter Kopfschmerzen, Halsschmerzen oder eine laufende Nase, schon innerhalb weniger Stunden gelindert werden. Innerhalb von 1 – 2 Tagen waren bei den meisten Probanden sämtliche Grippesymptome verschwunden.

- **In den Rachen geben:** Wer über Halsweh oder Schluckbeschwerden klagt, kann die Wasserstoffperoxid-Lösung auch oral zu sich nehmen. Hier empfiehlt sich ebenfalls eine 3-prozentige Wasserstoffperoxid-Lösung. Am besten füllen Sie diese in ein Sprühfläschchen mit entsprechendem Sprühaufsatz. Diese gibt es in jeder Apotheke zu kaufen. Sprühen Sie nun etwa 5 bis 6 Sprühstöße in den Rachen und damit auf die betroffenen Stellen. Aber Vorsicht: Die Lösung NICHT schlucken! Stattdessen spucken Sie diese nach etwa 1 - 2 Minuten wieder aus. Je nach Bedarf – beispielsweise bei sehr starken Halsschmerzen – können Sie diese Anwendung auch mehrmals täglich wiederholen. Falls Ihnen die 3-prozentige Lösung hingegen als zu stark erscheint, können Sie diese auch zusätzlich mit Wasser verdünnen und dann anwenden.

- **In die Nase geben:** Auch im Falle einer verstopften Nase kann Wasserstoffperoxid Abhilfe verschaffen. Da es sich bei den Nasenschleimhäuten allerdings um ein sehr empfindliches Areal handelt, würde ich

Ihnen hier eine 1,5-prozentige Lösung empfehlen. Diese erhalten Sie, indem Sie die 3-prozentige Lösung zu gleichen Teilen mit Wasser verdünnen. Anschließend füllen Sie die Flüssigkeit in ein geeignetes Fläschchen. Die Lösung kann in der Nase durchaus ein leichtes Kribbeln verursachen, was unproblematisch ist. Falls ein stärkeres Brennen auftritt, sollten Sie die Behandlung abbrechen.

Generell gilt: Probieren Sie sich etwas aus. Jeder Mensch ist anders – und genauso verhält es sich eben auch mit unserer Gesundheit. Versuchen Sie die für sich optimale Dosis und Anwendung zu finden. Die oben genannten Dosierungen gelten hierbei als Orientierung und nicht als starre Richtlinie. Aber Vorsicht: Zu einer stärkeren Konzentration als der 3-prozentigen Lösung sollten Sie als Laie nicht greifen!

**Reinigung und Desinfektion von Wunden**

Es ist meist nur ein kleiner Moment der Unachtsamkeit und schon ist es passiert: Man hat sich verletzt und eine blutende Wunde vor sich. Vor allem Kinder sind davon häufig betroffen. Die Frage, die dann häufig im Raum steht: Was tun? Wie handelt man am besten? Was hilft schnell und vor allem zuverlässig? Tatsächlich kann Wasserstoffperoxid auch für die Erstversorgung von Wunden ein nützlicher Helfer sein. Wer also stets ein kleines Fläschchen mit einer 3-prozentigen Lösung bei sich hat, ist für solche Situationen bestens gewappnet.

Die Vorteile von Wasserstoffperoxid: Die Lösung stoppt die Blutung der Wunde sofort zuverlässig. Außerdem sorgt sie dafür, dass eine Infektion der Wunde verhindert wird und die Heilung dieser beschleunigt wird. Die Lösung schäumt in der Wunde sozusagen auf und wirkt dadurch letztlich wie ein mechanisches „Debridement".

Um all diese positiven Effekte zu erreichen, sollten Sie die 3-prozentige Wasserstoffperoxid-Lösung entweder vorsichtig mit einem sauberen Pad auf die Wunde tupfen oder aber großflächig mit Hilfe einer Sprühflasche auf die betroffene Stelle aufsprühen.

Ein Vorteil von Wasserstoffperoxid gegenüber anderen Desinfektionsmitteln, der vor allem bei der Anwendung bei Kindern sehr hilfreich sein kann: Wasserstoffperoxid brennt nicht in der Wunde.

Übrigens: **Wasserstoffperoxid eignet sich auch wunderbar zur Behandlung von entzündeten oder frisch gestochenen Piercings!** Studien belegen, dass frische Piercing-Löcher, die mit Wasserstoffperoxid behandelt werden, schon nach kürzester Zeit problemlos abheilen. Ein leichtes Prickeln ist während der Anwendung übrigens ganz normal. Optimalerweise behandeln Sie die betroffene Stelle zweimal täglich mit wenigen Tropfen der 3-prozentigen Lösung.

**Angina, Mandelentzündungen, Halsentzündungen**

Sie beginnen meist mit einem leichten und unscheinbar wirkenden Kratzen im Hals: Hals- und Mandelentzündungen oder gar Angina. Leider enden all diese Erkrankungen meist in starken Hals- und Rachenschmerzen und einem allgemeinen Krankheitsgefühl. Mit einer rechtzeitigen Anwendung von Wasserstoffperoxid kann dies allerdings vermieden werden!

Experten empfehlen im Falle von Erkrankungen im Hals- und Rachenbereich das Gurgeln mit Wasserstoffperoxid, da dieses keimtötend wirkt und sich daher zur Bekämpfung der sich im Rachenraum befindenden Erreger optimal eignet. Für diese Anwendung wird ebenfalls eine 3-prozentige Wasserstoffperoxid-Lösung empfohlen. Mischen Sie diese dann zu gleichen Teilen mit lauwarmem Wasser. Nun gurgeln Sie die Flüssigkeit für etwa 30 – 60 Sekunden in Ihrem Rachenraum. Aber Vorsicht: Die Flüssigkeit sollten Sie keinesfalls schlucken, sondern nach der Anwendung wieder ausspucken! Diesen Vorgang wiederholen Sie mehrmals täglich – optimalerweise etwa alle 2 Stunden.

Sie werden bereits nach wenigen Anwendungen feststellen, dass Ihre Beschwerden gelindert wurden. Nach 1 – 2 Tagen sollten sämtliche Symptome verschwunden sein. Wasserstoffperoxid fungiert hierbei als natürliches Desinfektionsmittel, das Bakterien und Viren abtötet.

**Schnupfen, Nebenhöhlenentzündungen**

Eine weitere lästige Erkrankung, die viele Menschen vor allem in den kalten Wintermonaten begleitet: akuter oder gar chronischer Schnupfen sowie Nasennebenhöhlenentzündungen. Neben der Anwendung von Wasserstoffperoxid als Nasenspray bietet es sich auch an, Wasserstoffperoxid im Rahmen einer Nasendusche anzuwenden. Übrigens: Auch für Menschen, die unter einer Pollenallergie leiden und dadurch häufig niesen müssen, kann eine Nasendusche äußerst hilfreich sein!

Für eine Nasendusche benötigen Sie neben einer Wasserstoffperoxid-Lösung auch einen geeigneten Behälter bzw. eine geeignete Spülkanne. Diese erhalten Sie in der Apotheke. Dort können Sie sich auch nochmals genauer beraten lassen, welche Kanne die richtige für Ihre Bedürfnisse ist. So gibt es beispielsweise Spülkannen aus Glas oder auch Kunststoffflaschen mit speziellen Nasenaufsätzen.

Zur Anwendung befüllen Sie Ihre Spülkanne nun mit der Wasserstoffperoxid-Lösung. Hierfür mischen Sie etwa 1 EL der 3-prozentigen Wasserstoffperoxid-Lösung mit einem halben Glas Wasser. Bei Bedarf können Sie dieselbe Mischung übrigens auch als Nasenspray benutzen. Hierfür die Mischung einfach in einen geeigneten Behälter mit Sprühaufsatz füllen und stoßweise in beide Nasenlöcher sprühen.

Aber zurück zur Nasendusche: Wenn Sie alle nötigen Vorbereitungen getroffen haben, kann gespült werden. Hierfür setzen Sie Ihr Gerät an der Nase an, wobei es wichtig ist, dass Sie mit einem Finger das Loch oder Ventil an der Oberseite Ihres Gerätes gut verschließen. Nun öffnen Sie leicht Ihren Mund und neigen Ihren Kopf zugleich leicht vom Gerät weg. Sobald Sie sich in dieser Position befinden, können Sie Ihren Finger vom Ventil oder Loch lösen und dieses dadurch öffnen. Die Lösung läuft nun automatisch: Zuerst durch das eine Nasenloch und schließlich durch das andere Nasenloch wieder hinaus.

In manchen Fällen kann es allerdings vorkommen, dass die Nase so extrem zugeschwollen ist, dass die Lösung nicht wieder ablaufen kann und sich keinen Weg durch die Nase bahnen kann. Sollte dies der Fall sein – keine Sorge! Spülen Sie dann zunächst einfach das andere Nasenloch. Alternativ bietet sich bei besonders stark verstopften Nasen die Kombination aus Nasendusche und Nasenspray an. Hierbei wenden Sie zuerst das Nasenspray an und warten ab, bis sich Ihre Nase frei anfühlt. Erst im Anschluss beginnen Sie dann mit der Nasendusche. Die Nase ist nun frei und die Flüssigkeit kann optimal ablaufen!

Außerdem wichtig zu wissen: Gehen Sie sorgsam mit Ihrer Spülkanne um und reinigen Sie diese stets gründlich nach jedem Gebrauch. Nur so kann verhindert werden, dass keine Infekte übertragen werden. Auch Ihre Spüllösung aus Wasserstoffperoxid sollten Sie für jeden Gebrauch neu und frisch herstellen.

Zur Verdünnung des Wasserstoffperoxids können Sie übrigens ganz einfach Leitungswasser benutzen. Sollten Sie jedoch frisch operiert sein oder über ein besonders schwaches Immunsystem verfügen, empfiehlt es sich, das Wasser vorher abzukochen und anschließend auskühlen zu lassen. Nach und am besten auch direkt vor dem Gebrauch der Nasendusche spülen Sie den Behälter am besten mit fließend warmem Wasser aus. Ebenso wichtig: Zwischenräume nicht vergessen und diese anschließend auch immer gut trocknen lassen! So können sich Keime nicht verbreiten und ein sicherer Gebrauch ist garantiert.

**Husten, Bronchitis, Entzündungen im Rachenraum**

Auch Husten, der häufig mit einer Bronchitis oder anderen Entzündungen im Rachenraum einhergeht, kann sehr belastend sein und vor allem in den kalten Wintermonaten auftauchen. Auch hierbei kann Wasserstoffperoxid Abhilfe verschaffen und verantwortliche Keime und Bakterien abtöten.

Für die Anwendung benötigen Sie erneut ein geeignetes Fläschchen mit einem Sprühaufsatz bzw. einem Pumpzerstäuber. Hierfür eignet sich beispielsweise auch eine Nasensprayflasche. Diese befüllen Sie nun mit einer 3-prozentigen Wasserstoffperoxid-Lösung. Natürlich können Sie die Lösung noch weiter verdünnen. Wie gehabt gilt: Wenn Sie die Lösung zu gleichen Teilen mit Wasser verdünnen, erhalten Sie eine geringer dosierte Konzentration von 1,5%. Im Gegensatz zu der Anwendung bei Schnupfen, wird die Lösung nun aber nicht direkt in den Mund gesprüht. Stattdessen geht es darum, den reinen Sprühnebel tief einzuatmen. Sie versprühen also etwa 5 - 10 Sprühstöße dicht vor Ihrem Gesicht – allerdings ohne Hautkontakt! – und atmen den dadurch entstandenen Sprühnebel nun tief ein. Nach Belieben können Sie entweder durch die Nase oder durch den Mund atmen. Effektiver gegen Husten ist eine Atmung durch den Mund. Diesen Vorgang wiederholen Sie nun mehrmals täglich, bei Bedarf ca. alle zwei Stunden.

Alternativ können Sie auch ein Wasserbad mit der Wasserstoffperoxid-Lösung machen und anschließend den aufsteigenden Wasserdampf inhalieren. Hierfür benötigen Sie lediglich eine große Schüssel und ein Handtuch. Nun kochen Sie etwa 1 – 2 Liter Wasser auf und vermengen dieses anschließend mit einigen Teelöffeln der Wasserstoffperoxid-Lösung. Füllen Sie die heiße Flüssigkeit in Ihre Schüssel um und beugen Sie sich vorsichtig über sie. Das Handtuch legen Sie über Ihre Schultern sowie Ihren Kopf, dass kein Wasserdampf an Ihnen vorbeidampfen kann und ungewollt entweicht. Nun atmen Sie ruhig und tief ein, sodass Sie bei jedem Atemzug Wasserdampf in sich aufnehmen. Inhalieren gilt bereits seit Jahrhunderten als effektives Mittel zur

Bekämpfung von Husten oder Erkältungen. Der Vorteil des Inhalierens: Die Wirkstoffe können so besonders tief in die Schleimhäute eindringen oder sogar bis zu den Bronchien transportiert werden. Außerdem beruhigt der aufsteigende Wasserdampf die Schleimhäute und schenkt diesen zugleich Feuchtigkeit. Auch zäher Schleim kann durch das Inhalieren gelöst werden.

Sie sollten beim Gebrauch dieser Methode allerdings auch sehr vorsichtig sein: Vergessen Sie nicht, dass Sie mit kochendem Wasser arbeiten und deswegen eine Verbrühungsgefahr besteht, sollten Sie die Schüssel aus Versehen umkippen. Bedenken Sie zudem, dass sich Ihre Schüssel durch das heiße Wasser stark erhitzen wird. Am besten lassen Sie die Flüssigkeit komplett auskühlen, bevor Sie den Behälter entleeren. Außerdem sollten Sie während des Inhalierens UNBEDINGT Ihre Augen geschlossen halten! Die Wasserstoffperoxid-Lösung sowie der Wasserdampf können Ihre Augen sonst stark reizen!

Natürlich können Sie alternativ auch einen herkömmlichen Inhalator verwenden. Immer häufiger werden sogenannte Dampfinhalatoren verwendet. Diese bestehen meist aus Kunststoff und sind so geformt, dass deren Aufsatz lediglich Nase und Mund bedeckt. Die Augen werden dadurch automatisch vor dem aufsteigenden Wasserdampf geschützt, was ein großer Vorteil gegenüber dem herkömmlichen Wasserbad ist. Ein weiterer Vorteil von Inhalatoren ist außerdem die gesteigerte Effizienz: Durch die spezielle Form geht kein Wasserdampf unnötig verloren. Durch das geschlossene System und die spezielle Isolierung bleibt das Wasser generell auch länger heiß, wodurch der Inhalator viel länger effektiv genutzt werden kann als das Wasserbad.

**Lippenherpes**

Herpes an den Lippen ist nicht nur unschön, sondern auch schmerzhaft und lästig. Besonders belastend ist vor allem die Tatsache, dass man

Herpes immer wieder bekommt, sobald man ihn einmal hatte. Herpes ist nämlich ein Virus – und befindet sich dieser erst einmal in unserem Körper, lässt er sich leider nicht mehr komplett bekämpfen. Was man allerdings tun kann: Man kann versuchen, den Ausbruch mit Hilfe der richtigen Behandlung einzudämpfen. Auch den Schmerz – unter anderem Juckreiz und ein unangenehmes Spannungsgefühl – kann man mit Hilfe der richtigen Behandlung lindern. Mittlerweile gibt es zahlreiche Behandlungsmethoden, Arzneimittel oder alte Hausmittel, die Heilung versprechen. Besonders effektiv gegen Lippenherpes wirkt jedoch Wasserstoffperoxid. Wie Sie diesen am besten anwenden und damit Lippenherpes behandeln, möchte ich Ihnen nun zeigen:

**Schritt 1: Beginnen Sie möglichst früh mit der Behandlung!** Sie sollten Ihren Herpes bereits dann behandeln, bevor er wirklich sichtbar ist. Hierzu sollten Sie wissen, dass Herpes immer in zwei Stadien entsteht: Das erste Stadium äußert sich durch ein leichtes Kribbeln bis hin zu einem Jucken an der betroffenen Hautstelle. Zudem ist die Stelle meist bereits leicht gerötet und spannt. Bereits wenige Minuten danach kann das zweite Stadium eintreten, in dem dann bereits erste Bläschen auftreten. Im Optimalfall sollten Sie es soweit gar nicht erst kommen lassen und bereits vor Stadium 2 handeln. Reagieren Sie also bereits dann, wenn ein erstes Jucken auftritt. Nur so können Sie die weitere Ausbildung des Herpes verhindern.

**Schritt 2: Tragen Sie Wasserstoffperoxid auf.** Nun kommt unser altbekanntes Hausmittel Wasserstoffperoxid zum Einsatz. Im Falle eines Herpes sollte dieses direkt auf die betroffenen Stellen aufgetragen werden. Hierfür können Sie entweder einen Sprühaufsatz oder aber Wattestäbchen oder ein Wattepad verwenden. Der Vorteil von Wattepads oder Wattestäbchen ist, dass Sie sehr gezielt arbeiten können und die umliegende Haut schonen. Tunken Sie Ihr Wattepad oder Wattestäbchen nun also in die 3-prozentige Wasserstoffperoxid-Lösung und tupfen Sie es anschließend vorsichtig auf die betroffenen Stellen. Sie können das Ganze ruhig bis zu zwei Minuten vorsichtig auf die Stelle drücken. Anschließend lassen Sie die Flüssigkeit dort einwirken und trocknen. Um den Herpes effektiv zu bekämpfen, wiederholen Sie diesen Vorgang am besten mehrmals täglich in kurzen Abständen.

**Schritt 3: Kontrolle.** Wenn Sie Ihren Herpes mit Wasserstoffperoxid behandeln, sollten Sie die betroffene Stelle stets gut beobachten, denn: Nicht jeder verträgt die Behandlung mit Wasserstoffperoxid gleich gut, auch wenn diese generell unbedenklich und sehr risikoarm ist. Generell sollten Sie beim Auftragen der Flüssigkeit natürlich sehr sanft und behutsam vorgehen und im Zweifel mit wenigen Tropfen beginnen. Sollten Sie die Behandlung gut vertragen, können Sie beim nächsten Mal mehr Tropfen verwenden. Sollten Sie sehr trockene und empfindliche Haut haben oder Ihre Lippen sehr spröde und rissig sein, könnte das Wasserstoffperoxid auf Ihrer Haut brennen und diese reizen. In diesem Fall sollten Sie auf eine geringere Konzentration umsteigen.

Achtung: Viele Menschen leiden auch an Nasenherpes. Grundsätzlich können Sie diesen genauso behandeln wie Lippenherpes, vorausgesetzt der Herpes befindet sich am äußeren oder unteren Nasenflügel. Sollte sich der Herpes hingegen im Inneren der Nase gebildet haben oder gar die Schleimhaut betreffen, sollten Sie zur Sicherheit einen Arzt aufsuchen und auf eine Selbstbehandlung vorerst verzichten.

### Ohreninfektionen und -schmerzen

Ohrenschmerzen können extrem unangenehm sein und zudem die unterschiedlichsten Ursachen haben. In vielen Fällen handelt es sich um eine sogenannte Otitis, also eine Mittelohrentzündung. Falls Sie zusätzlich zu den Ohrenschmerzen auch noch Fieber haben sollten, sollten Sie sicherheitshalber einen Arzt aufsuchen. Denn falls die Entzündung durch Bakterien ausgelöst wurde, führt oftmals kein Weg an einer

Behandlung mit Antibiotika vorbei – und das kann Ihnen nur Ihr Arzt verschreiben.

In Absprache mit Ihrem Arzt oder bei beginnenden Ohrenschmerzen ohne Fieber, bietet es sich jedoch auch an, die Schmerzen mit herkömmlichen Hausmitteln, zum Beispiel Wasserstoffperoxid, zu bekämpfen. Bei einer Verschlechterung des Zustandes durch die Behandlung sollten Sie natürlich einen Arzt aufsuchen und um Rat fragen.

Übrigens: Ohrenschmerzen können nicht nur durch Entzündungen ausgelöst werden, sondern darüber hinaus auch durch Fremdkörper in den Ohren, Ekzeme, Zahninfektionen, Halsentzündungen, Flüssigkeit in den Ohren, Erkältungen, Kieferschmerzen oder Ohrschmalztropfen. Im Zweifel sollte bei akuten Ohrenschmerzen also immer ein Arzt aufgesucht werden, da die Ursachen so vielfältig sein können.

Kommen wir nun aber zu einer möglichen Behandlung mit Wasserstoffperoxid. Mit Hilfe dieser Behandlung können vor allem Ohrenschmerzen effektiv gelindert werden. Sie sollten hierfür aber bereits sehr früh mit der Behandlung beginnen – am besten bereits dann, wenn Sie die ersten Anzeichen verspüren.

Für die Behandlung benötigen Sie wie gehabt eine 3-prozentige Wasserstoffperoxid-Lösung, die zum Beispiel in der Apotheke erhältlich ist. Zur Behandlung im Ohr haben Sie zwei Möglichkeiten: Sie können das Wasserstoffperoxid entweder direkt in das Ohr tropfen (hierfür träufeln Sie etwa 1- 2 Tropfen in den Gehörgang, lassen diese einige Minuten einwirken und lassen die Flüssigkeit dann wieder herauslaufen) oder aber Sie tränken ein Wattestäbchen mit Wasserstoffperoxid und führen dieses dann vorsichtig in den Gehörgang ein. Feuchten Sie das Ohr mit Hilfe des Wattestäbchens gut von innen an und lassen Sie das Ganze auch einige Minuten einwirken. Anschließend spülen Sie Ihr Ohr am besten mit warmem Wasser vorsichtig aus. Bei Bedarf und etwas stärkeren Schmerzen können Sie diesen Vorgang auch mehrmals täglich wiederholen. Ein kleiner Hinweis: Falls Sie während der Behandlung ein leichtes Knistern im Inneren Ihres Ohres wahrnehmen – keine Sorge! Das ist völlig normal und wird durch die Sauerstoffzugabe und die damit einhergehende Schaumbildung bedingt.

**Verbrennungen (darunter auch Sonnenbrand)**

Es geht oft schneller, als einem lieb ist: Eine unvorsichtige Bewegung beim Kochen oder mit dem Bügeleisen und schon hat man sich verbrannt. Das kann nicht nur richtig weh tun, sondern hinterlassen Verbrennungen meist auch extrem unschöne Wunden und später Narben. Deshalb ist es besonders wichtig, die entstandene Wunde möglichst schnell zu behandeln. Die Frage, die sich dabei nur sehr häufig stellt: Wie sieht sie aus, die richtige Behandlung?

<u>Behandlung von herkömmlichen Verbrennungen</u>

Natürlich kann uns auch in diesem Fall Wasserstoffperoxid eine große Hilfe sein. Es lindert nicht nur die Schmerzen, sondern sorgt auch dafür, dass die Wunde bestmöglich versorgt wird und dadurch schneller und besser verheilt. Für die Anwendung empfiehlt es sich, eine 3-prozentige Wasserstoffperoxid-Lösung in einen Behälter mit einem Sprühaufsatz zu geben. Geben Sie dann etwa 2 – 3 Sprühstöße auf die betroffene Stelle und lassen Sie die Lösung einwirken. Wasserstoffperoxid wirkt in diesem Zusammenhang nicht nur desinfizierend, sondern versorgt die Wunde mit Sauerstoff und das führt wiederum dazu, dass diese schneller abheilt.

Ein weiteres altes Hausmittel gegen Verbrennungen: Honig. Aber wussten Sie auch, was genau Honig in diesem Zusammenhang so wertvoll macht? Tatsächlich enthält auch Honig ein Enzym, das in desinfizierendes Wasserstoffperoxid umgewandelt wird und damit entzündungshemmend wirkt. Insgesamt wird Honig eine sehr gute Wirkung gegen

Verbrennungswunden zugeschrieben. Honig soll die Hautbildung fördern und dazu beitragen, dass abgestorbenes Gewebe entfernt wird. Außerdem wirkt Honig stark antibakteriell, was zu einer optimalen Wundheilung beiträgt. Die im Honig enthaltene Glukose entzieht den Bakterien ihr Wasser, sodass diese schließlich absterben. Wasserstoffperoxid kommt schließlich in Verbindung mit dem Vorbeugen von Entzündungen ins Spiel: Ein bestimmtes Enzym im Honig kann nämlich in Wasserstoffperoxid umgewandelt werden und so entzündungslindernd wirken.

Forscher der Oxford-Universität haben neulich sogar herausgefunden, dass Honig aufgrund seiner zahlreichen positiven Eigenschaften (darunter seiner antibakteriellen und antientzündlichen Wirkung) besser wirkt als Antibiotika! Seine zahlreichen Vitamine, Aminosäuren, Mineralstoffe und Enzyme, zu denen auch Wasserstoffperoxid gehören, machen das „flüssige Gold" so wertvoll!

<u>Behandlung von Sonnenbrand</u>

Eine spezielle Form von Verbrennungen ist der Sonnenbrand. Dieser entsteht vor allem dann, wenn man sich zu lange ungeschützt in der Sonne aufhält und ist extrem gefährlich, weshalb man Sonnenbrände stets vermeiden sollte. Ist es aber dann doch mal passiert, weil man unachtsam war, kurz in der Sonne weggedöst ist oder aber einfach die Kraft der Sonne unterschätzt hat, gibt es einige Mittel und Wege, um die Regeneration der Haut zu beschleunigen und den entstandenen „Schaden" in Grenzen zu halten.

In Drogeriemärkten werden zahlreiche Cremes und Gele angeboten, die der Haut im Falle eines Sonnenbrandes angeblich helfen sollen. Natürlich darf man nicht all diese Produkte in einen Topf schmeißen – viele dieser Produkte irritieren den Organismus durch zahlreiche synthetische Inhaltsstoffe allerdings nur noch mehr und helfen daher eher wenig. Im Kampf gegen Sonnenbrand sollte man daher besser auf natürliche Maßnahmen setzen, die die Haut nicht noch zusätzlich belasten.

Denn: Sonnenbrand darf nicht unterschätzt werden! So gilt ein Sonnenbrand mit Blasenbildung beispielsweise bereits als Verbrennung zweiten Grades! Man sollte mit solchen Verbrennungen also nicht leichtfertig umgehen, sondern diese wie eine Brandwunde behandeln. Das alte Hausmittel Wasserstoffperoxid kann auch hierbei eine wichtige Rolle spielen. Wie Sie das Mittel in Bezug auf Sonnenbrand am besten anwenden, lesen Sie jetzt.

Diese drei Regeln sollten Sie im Umgang mit Sonnenbrand beachten:

**Regel Nr. 1: Übertreiben Sie es nicht mit der Kühlung!** Lange Zeit glaubte man, dass Sonnenbrände und Verbrennungen allgemein vor allem eins müssen: lange und gut gekühlt werden. Am besten mit Wasser, das möglichst kalt und nah am Gefrierpunkt ist, am besten nehme man direkt Eiswürfel. Diese Annahme ist jedoch FALSCH, wie man heutzutage weiß! Zum einen sollte man beachten, dass man auch durch die Behandlung von Eis Verbrennungen erlangen kann. Es handelt sich hierbei um eine sogenannte Kälteverbrennung. Außerdem konnte man feststellen, dass eine gute Kühlung wirklich nur dann nützt, wenn man diese unmittelbar nach der Verbrennung anwendet. Das Problem bei Sonnenbrand: Meist bemerkt man diesen erst Stunden nach seiner eigentlichen Entstehung, sodass die Kühlung dann schon längst keine Wirkung mehr hat und die bereits verletzte Haut nur noch weiter irritiert. Des Weiteren haben Wissenschaftler festgestellt, dass eine zu starke oder auch eine zu langanhaltende Kühlung die Abwehrkraft unseres Körpers deutlich reduzieren kann, wodurch die Wundheilung und die Regeneration der Haut verzögert wird. Falls Sie also unbedingt kühlen wollen – übertreiben Sie es nicht und nutzen Sie hierfür Kühlwasser, das nicht kälter als 15 Grad ist.

**Regel Nr. 2: Meiden Sie bei Sonnenbrand unbedingt die Sonne!** Es ist so ziemlich das Schlimmste, das man verbrannter Haut antun kann: ein erneutes Bad in der Sonne. Trotzdem machen viele Menschen genau das: Sie werfen sich eine Schmerztablette ein, cremen eine dicke Schicht „After Sun“ aus der Drogerie mit zahlreichen synthetischen Inhaltsstoffen, die alles nur noch schlimmer machen, auf die betroffenen Stellen und begeben sich so wieder in die pralle Sonne. Dieses Verhalten ist allerdings extrem gefährlich und sollte unbedingt vermieden werden! Meiden Sie bei Sonnenbrand die Sonne lieber konsequent oder bedecken Sie die betroffenen Stellen mit Kleidungsstücken!

**Regel Nr. 3: Greifen Sie zu natürlichen Mitteln gegen Sonnenbrand!** Weshalb Sie bei Sonnenbrand besser nicht zu Cremes und Gels mit synthetischen Inhaltsstoffen greifen sollten, wissen Sie bereits: Diese reizen die ohnehin schon verletzte Haut nur noch zusätzlich. Besser ist es, den Sonnenbrand mit natürlichen Mitteln schonend zu behandeln. Hierfür bietet sich besonders gut Wasserstoffperoxid an: Hierfür verwenden Sie wie gehabt eine 3-prozentige Lösung. Sie haben zwei Möglichkeiten, das Mittel anzuwenden: Zum einen können Sie ein sauberes Wattepad mit einigen Tropfen Wasserstoffperoxid befeuchten und anschließend vorsichtig auf die betroffene Stelle tupfen. Alternativ können Sie das Wasserstoffperoxid auch direkt auf die Wunde geben – entweder geben Sie das Mittel tröpfchenweise darauf oder mit Hilfe einer geeigneten Sprühflasche. Etwa 1 – 2 Tropfen bzw. 2 – 3 Sprühstöße sind hierbei ausreichend. Das Wasserstoffperoxid wird die Haut optimal mit Sauerstoff versorgen, was zu einer schnelleren Regeneration und Heilung führt. Lassen Sie die Flüssigkeit nun gut einwirken und wiederholen Sie die Behandlung bei Bedarf mehrmals täglich, bis eine Besserung eintritt.

## Nagelpilz

Nagelpilz ist eine Erkrankung, die nicht nur an den Fußnägeln sondern auch an den Handnägeln auftreten kann – allerdings viel seltener. Zudem wird Nagelpilz häufig erst sehr spät erkannt, da er sich im Gegensatz zum Fußpilz nicht durch Juckreiz, schuppige Haut, Bläschen oder Rötungen bemerkbar macht, sondern lange Zeit überhaupt gar keine Beschwerden verursacht. Dennoch sollte Nagelpilz rechtzeitig behandelt und bekämpft werden, da er sich bei Nicht-Behandeln schnell auf weitere Areale ausbreiten kann.

So erkennen Sie Nagelpilz: Typischerweise greifen die Pilzerreger die Nagelränder zuerst an. Von dort aus können sich die Pilze sehr leicht auch im restlichen Nagel einnisten. Die ersten Symptome und Auffälligkeiten können Sie im Falle eines Nagelpilzes also in den äußeren Bereichen Ihres Nagels beobachten. Meist verfärbt sich der Nagelrand leicht weißlich oder gelblich. Im weiteren Verlauf der Infektion schreiten die Symptome schließlich bis zur Nagelmitte und letztlich bis zur Nagelwurzel fort. Auch weiße, gelbe oder bräunliche Flecken können dann auf dem Nagel erscheinen.

Wie kann man nun aber gegen den lästigen Nagelpilz vorgehen? Es gibt hierfür zwei sehr wirksame Möglichkeiten und wie Sie sich bereits denken können, spielt auch hierbei Wasserstoffperoxid eine wichtige Rolle.

Zum einen können Sie Wasserstoffperoxid „pur“ auf die betroffenen Stellen geben. Hierfür eignet sich entweder eine 3-prozentige oder aber bei bereits weit fortgeschrittenen Pilzen eine 10-prozentige Lösung. Bei Verwendung der hochprozentigen Lösung sollten Sie Hautkontakt in jedem Fall vermeiden! Tragen Sie die Lösung zur Bekämpfung des Nagelpilzes auf den Nagel und die Nagelbasis auf und lassen Sie das Ganze trocknen. Bei Bedarf können Sie diese Anwendung mehrmals täglich wiederholen.

Alternativ möchte ich Ihnen ein sehr wirksames Rezept vorstellen, das Sie ganz einfach selbst zusammenmischen können. Hierfür benötigen Sie Wasserstoffperoxid, Alkohol und weißen Essig. Während das Wasserstoffperoxid sehr stark desinfizierend wirkt und zudem antibakterielle und antimykotische Eigenschaften besitzt, wirkt Alkohol ganz besonders stark gegen Bakterien und Pilze – allerdings eben nur in

Kombination mit den Stoffen Wasserstoffperoxid und Essig. Weißer Essig zeichnet sich dadurch aus, dass er organische Säuren besitzt, die eben genau jenes Milieu verändern, in dem sich die schädlichen Mikroorganismen weiterverbreiten und wohlfühlen.

Es wirkt antiseptisch und ist daher zur Bekämpfung von Nagelpilz sehr gut geeignet. Außerdem werden mit Hilfe des Essigs Juckreiz, Verhärtungen oder andere lästige Symptome bekämpft.

In Kombination ergeben diese drei Bestandteile eine unschlagbare Rezeptur gegen Nagelpilz. Ich möchte diese für Sie nochmals anschaulich darstellen:

**Zutaten:**

– 5 Esslöffel Wasserstoffperoxid (3- oder 10-prozentige Konzentration)

– 5 Esslöffel 90-prozentiger Alkohol

– 2 Esslöffel weißer Essig

**Utensilien:**

– 1 gut verschließbares Glasgefäß

– Watte

**Zubereitung:**

Geben Sie für die Zubereitung alle Zutaten in das Glasgefäß und verschließen Sie den Deckel gut. Nun schütteln Sie das Glas so lange, bis sich alle Zutaten gut miteinander vermischt haben und eine homogene Flüssigkeit entsteht. Aufbewahren können Sie diese Mischung in dem gut verschlossenen Glasbehälter an einem eher kühlen und trockenen Ort. So hält sich die Mischung bis zu einem Jahr.

**Anwendung:**

Bereiten Sie Ihren betroffenen Nagel auf die Behandlung vor, indem Sie den Nagel gut reinigen und anschließend trocknen. Nun geben Sie einige Tropfen der Rezeptur auf ein Wattepad und tragen das Mittel schließlich mit Hilfe des Pads auf den betroffenen Nagel auf. Sollte die Oberfläche des betroffenen Nagels bereits verdickt und gelblich sein, können Sie die Oberfläche vor der Behandlung auch mit einer Nagelfeile vorsichtig behandeln. Diese Behandlung sollten Sie zweimal täglich wiederholen – so lange, bis der Nagelpilz gänzlich verschwunden ist. Bitte beachten Sie, dass dies bis zu mehreren Monaten dauern kann, im Durchschnitt etwa 2 Monate. Sie sollten also geduldig sein und konsequent behandeln, um Ihr gewünschtes Ziel zu erreichen.

**Windpocken**

Die meisten von uns hat diese Krankheit wahrscheinlich bereits im Kindesalter ereilt, denn genau dann tritt sie am häufigsten auf. Die Rede ist von den Windpocken, einer hochansteckenden Viruserkrankung, die sich meist in juckendem Hautausschlag mit Bläschenbildung äußert. Natürlich können aber auch Erwachsene von der Krankheit betroffen sein. Gefährlich werden kann die Krankheit vor allem während der Schwangerschaft oder aber für Personen, die ohnehin über ein geschwächtes Immunsystem verfügen.

Die „Besonderheit" von Windpocken: Sie treten nur einmal im Leben auf, danach ist der Körper immun und man kann nicht mehr angesteckt werden. Dennoch behalten manche Menschen ihr ganzes Leben lang so manch unschönes „Andenken" an die Windpocken: Und zwar unschöne Narben, die von aufgekratzten Bläschen kommen.

Wer dies weitestgehend verhindern möchte, sollte die Windpocken – entweder bei sich selbst oder bei seinem Kind – frühzeitig behandeln. Mit den richtigen Mitteln können auch die mit den Pocken einhergehenden Schmerzen, wie zum Beispiel Juckreiz, zuverlässig gelindert werden. Bevor Sie jedoch zu Schmerzmitteln oder virushemmenden Medikamenten greifen, können Sie zuerst auf unser altbekanntes Hausmittel Wasserstoffperoxid zurückgreifen. Denn auch bei Windpocken verspricht es einen hervorragenden Effekt.

Wasserstoffperoxid lindert zum einen den anhaltenden Juckreiz, den Windpocken auslösen. Zum anderen sorgt es aber auch dafür, dass die einzelnen Bläschen schneller abheilen. Verantwortlich für diesen Effekt ist der Sauerstoff, der die Pocken optimal versorgt und für gute Heilungsvoraussetzungen sorgt.

So wenden Sie Wasserstoffperoxid gegen Windpocken an: Im Falle von Windpocken empfiehlt es sich, die Lösung punktuell aufzutragen, vor allem an Stellen, an denen die Bläschen weit auseinander liegen. An Stellen, an denen sehr viele Bläschen dicht nebeneinander liegen, kann die Lösung auch über eine kleine Sprühflasche auf den Pocken verteilt werden. Wie immer sollten Sie eine 3-prozentige Lösung verwenden, die Sie bei Bedarf noch weiter mit Wasser verdünnen können.

Zur punktuellen Behandlung verwenden Sie am besten ein Wattestäbchen, das Sie in die Wasserstoffperoxid-Lösung tunken. Mit dem feuchten Stäbchen benetzen Sie nun die einzelnen Bläschen. Zwar kann dies einige Zeit in Anspruch nehmen, aber Sie werden dafür sehr schnell eine Linderung des Juckreizes erfahren und letztendlich mit einem schnelleren Abheilen der Pocken belohnt werden.

**Zeckenbisse**

Man macht sich einen schönen Tag in der Natur, spaziert durch den Wald oder über eine Wiese und hat keinen bösen Gedanken – bis abends in der Dusche eine unschöne Überraschung auf einen wartet: ein Zeckenbiss! Vor allem im Hochsommer sind die kleinen Biester besonders aggressiv, sodass oftmals auch keine Anti-Zeckensprays helfen.

Das Gefährliche an Zecken: Sie tragen wahnsinnig viele Bakterien in sich, die sie auf den Menschen übertragen können. Der Mensch kann dadurch ernsthaft krank werden und zum Beispiel an FSME oder Borreliose erkranken. Um genau das zu verhindern, ist es wahnsinnig wichtig, die Zecke so schnell wie möglich zu entfernen und die Wunde anschließend fachgerecht zu versorgen. An dieser Stelle kann uns wie schon so oft Wasserstoffperoxid eine große Hilfe sein. Ich möchte Ihnen nun Schritt für Schritt zeigen, wie Sie am besten mit einem Zeckenbiss umgehen und wie Ihnen Wasserstoffperoxid dabei helfen kann!

**Schritt 1: Entfernen Sie die Zecke!** Dieser Schritt ist im Umgang mit einem Zeckenbiss das A und O. Indem Sie die Zecke vollständig entfernen, verhindern Sie, dass weitere Bakterien durch die Zecke in den menschlichen Blutkreislauf gepumpt werden. Wichtig ist hierbei, dass Sie den Sauger KOMPLETT entfernen. Hierfür packen Sie die Zecke am besten möglichst weit vorne am Kopf, sodass dieser auf jeden Fall mitentfernt wird und nicht in der Wunde stecken bleibt. Ebenso wichtig ist es, dass Sie nicht den Körper der Zecke quetschen – dadurch können nur noch mehr Bakterien in unseren Blutkreislauf eindringen. Für die Entfernung der Zecke bietet sich eine spezielle Zeckenpinzette am besten an. Diese hat eine spezielle Form, die es erlaubt, die Zecke sauber und vollständig zu entfernen.

**Schritt 2: Behandlung des Bisses!** Sobald die Zecke vollständig entfernt wurde, sollten Sie sich um die Einstichstelle kümmern. Ganz besonders wichtig ist hierbei die Desinfektion, um die verbliebenen Bakterien abzutöten. Hierfür eignet sich Wasserstoffperoxid optimal. Geben Sie eine 3-prozentige Lösung auf die Einstichstelle. Hierfür können Sie eine kleine Sprühflasche mit entsprechendem Sprühaufsatz verwenden. Bereits 2 – 3 Sprühstöße sind hierfür ausreichend. Doch das Wasserstoffperoxid wirkt im Falle eines Zeckenbisses nicht nur desinfizierend und antibakteriell, sondern die Lösung lindert auch zuverlässig Schwellungen und Rötungen. Auch gegen auftretenden Juckreiz und Entzündungen hilft das Mittel.

**Schritt 3: Beobachten!** Auch wenn die eigentliche Arbeit getan ist, sollten Sie diesen Schritt nicht vernachlässigen: das Beobachten. In manchen Fällen bleiben nämlich kleine Teile des Stechapparates der Zecke in der Wunde stecken. In den meisten Fällen ist dies völlig ungefährlich, wenn Sie den Biss mit Wasserstoffperoxid oder einem anderen Desinfektionsmittel desinfiziert haben, da unser Körper diese Teile dann von selbst abstößt. Dennoch sollten Sie beobachten, ob der Biss problemlos abheilt. Sollte sich nämlich Tage oder Wochen nach dem Stich erneut eine Rötung (häufig kreisrund und um den Biss herum) bilden, sollten Sie unbedingt einen Arzt aufsuchen. Bei der sogenannten Wanderröte kann es sich nämlich um einen Vorboten von Borreliose handeln. Ebenso sollten Sie bei auftretenden Kopf-, Gliederschmerzen oder Fieber nicht zögern, einen Arzt aufzusuchen, da diese Symptome auf FSME hindeuten können.

Übrigens: Diese Behandlung können Sie natürlich auch bei Ihren Haustieren, zum Beispiel bei Hunden oder Katzen, anwenden, da diese häufig besonders oft von Zecken geplagt werden. Achten Sie jedoch darauf, dass die Tiere das Wasserstoffperoxid nicht von der Wunde ablecken – dies kann das Mittel für die Wunde nicht nur unwirksam machen, sondern auch dem Tier schaden!

**Wasserstoffperoxid wirkt desodorierend**

Tatsächlich besitzt Wasserstoffperoxid auch desodorierende Eigenschaften, das heißt: Es kann gegen sehr starke und unangenehme Gerüche eingesetzt werden. Gemeint sind damit allerdings nicht nur alltägliche Körperausdünstungen, wie zum Beispiel Schweiß, sondern tatsächlich auch krankheitsbedingte Gerüche, unter welchen Betroffene sehr stark leiden können.

Was viele Menschen nämlich nicht wissen: Gebärmutterhalskrebs oder aber auch andere Krebserkrankungen, wie zum Beispiel offener

Brustkrebs, können sehr starke und unangenehme Gerüche auslösen. Teilweise ist der Gestank sogar so stark, dass sich die Betroffenen Menschen aus Scham sozial komplett isolieren und dadurch noch mehr an der Krankheit leiden, als sie dies ohnehin schon tun.

Wasserstoffperoxid kann in solchen Fällen ein wertvoller Helfer sein und durch seine desodorierende Wirkung dazu beitragen, dass sich Betroffene auch unter Menschen wieder wohlfühlen können und keine Angst mehr haben müssen, unangenehm zu riechen. Bereits gegen Ende des 19. Jahrhunderts wurde Wasserstoffperoxid gegen unangenehme Gerüche erfolgreich eingesetzt. Heutzutage scheint das Hausmittel zwar immer mehr in Vergessenheit zu geraten – seine starke Wirkung hat es aber dennoch natürlich nicht verloren, weshalb es sich nach wie vor wunderbar anbietet, gegen starke Gerüche eingesetzt zu werden.

Wasserstoffperoxid kann zur Bekämpfung unangenehmer Gerüche jedoch nicht nur auf betroffene Hautstellen gesprüht werden, sondern auch im Mund- und Rachenraum angewandt werden, zum Beispiel bei unangenehmem Mundgeruch, der beispielsweise bei einer vereiterten Halsentzündung auftreten kann. Auch bei schweren Zahnfleischerkrankungen können sehr unangenehme Gerüche entstehen, die allerdings mit Hilfe von Wasserstoffperoxid vermindert werden können. Hierzu können Sie sich mit etwa 3 - 4 Tropfen einer 3-prozentigen Wasserstoffperoxid-Lösung und einem halben Glas Wasser eine Mundspülung herstellen, die Sie anschließend für etwa 1 – 2 Minuten im Mund behalten. Ganz wichtig: Schlucken Sie die Spülung niemals herunter, sondern spucken Sie diese stets vollständig aus! Diese Anwendung kann bei Bedarf auch mehrmals täglich angewandt werden.

Natürlich kann Wasserstoffperoxid auch als Ersatz für herkömmliche Deodorants benutzt werden und gegen Schweißgeruch helfen – mehr dazu erfahren Sie allerdings auf den nächsten Seiten unter dem Punkt „Anwendung von Wasserstoffperoxid im Alltag“.

**Neutralisierung von Giften**

Als besonders interessant gilt in der Wissenschaft der Einsatz von Wasserstoffperoxid bei der Neutralisierung von Giften. Hierzu wurde vor allem in Amerika viel geforscht – und auch zahlreiche Erfolge dokumentiert. Dort wurden Personen mit Wasserstoffperoxid behandelt, die zuvor Kontakt zu hochgiftigen Pflanzen hatten und infolgedessen unter schweren Ausschlägen litten.

Die Anwendung von Wasserstoffperoxid auf den betroffenen Stellen führte zu einer schnellen Linderung der Schmerzen, des Juckreizes und der Rötung. Außerdem konnte beobachtet werden, dass der Ausschlag, der mit Wasserstoffperoxid behandelt wurde, schneller abheilte als Ausschlag, der nicht mit Wasserstoffperoxid behandelt wurde. Diese Wirkung liegt vor allem an der desinfizierenden und entgiftenden Wirkung von Wasserstoffperoxid. Außerdem werden die kleinen Wunden durch die Zugabe von Wasserstoffperoxid optimal mit Sauerstoff versorgt, wodurch sie schneller abheilen können.

Weitere Untersuchungen konnten außerdem zeigen, dass auch Hautausschläge, die durch das übelriechende Sekret von Stinktieren verursacht wurden, durch Wasserstoffperoxid gelindert werden konnten. Wasserstoffperoxid ist in der Lage, auch dieses Gift, welches sich in besagtem Sekret befindet, zu neutralisieren.

Zugegeben: Hier in Deutschland kommt man wohl eher selten in Kontakt mit Stinktieren. Doch Wasserstoffperoxid kann natürlich auch gegen „alltäglichere" Gifte eingesetzt werden, so zum Beispiel gegen Brennnesseln oder andere Pflanzen, die giftige Sekrete abgeben und für Rötungen und Ausschlag auf der Haut sorgen. Tragen Sie bei Kontakt mit giftigen Pflanzen sofort eine 3-prozentige Wasserstoffperoxid-Lösung auf die betroffenen Stellen auf. Benutzen Sie hierfür beispielsweise eine Sprühflasche. Der Juckreiz wird sofort gestoppt und das Gift durch Oxidation – also die Zugabe von Sauerstoff – neutralisiert.

Übrigens: Natürlich handelt es sich auch bei Insektenstichen um Gift. Mehr dazu lesen Sie auf den nächsten Seiten unter dem Unterpunkt „Insektenstiche"!

**Durchblutungsstörungen**

Sie bleiben oft unentdeckt, sollten allerdings keinesfalls unterschätzt werden: Durchblutungsstörungen.

Bei Durchblutungsstörungen wird die Durchblutung – wie der Name bereits vermuten lässt – gestört, sodass das Blut nicht mehr ungehindert durch die Gefäße fließen kann. In manchen Fällen kann dies akut passieren oder sich aber schleichend über einen längeren Zeitraum hinweg entwickeln.

Folgende Körperteile sind besonders häufig von Durchblutungsstörungen betroffen: Füße, Arme, Beine und Hände. Doch wie macht sich eine solche Störung bemerkbar? Erste Anzeichen sind häufig eine blasse Haut an den betroffenen Körperstellen sowie ein leichtes Kribbeln oder gar Schmerzen bei Belastung. Entstehen können Durchblutungsstörungen aufgrund verschiedenster Ursachen. Meist sind allerdings verkalkte bzw. verstopfte Blutgefäße oder Blutgerinnsel für Durchblutungsstörungen verantwortlich.

Natürlich gibt es zahlreiche mögliche Behandlungsmethoden, die im Falle einer Durchblutungsstörung infrage kommen. Als besonders wirksam und vor allem leicht anwendbar gelten jedoch durchblutungsfördernde Mittel – und zu genau diesen zählt auch Wasserstoffperoxid.

Sollten Sie also einige der oben beschriebenen Symptome bemerken, empfiehlt sich eine Behandlung mit dem altbekannten Hausmittel. Bei anhaltenden Beschwerden sollten Sie jedoch nicht zögern, einen Arzt aufzusuchen.

Nun aber zurück zur Behandlung mit Wasserstoffperoxid: Wie bereits mehrfach erwähnt, ist Wasserstoffperoxid unter anderem ganz besonders dafür bekannt, dass es unser Gewebe mit Sauerstoff versorgt. Und die Zugabe von Sauerstoff führt wiederum dazu, dass die Durchblutung angeregt wird, was im Falle einer Durchblutungsstörung natürlich das Ziel ist.

Wie wendet man Wasserstoffperoxid nun aber in einem solchen Fall an? Optimal wären in einem solchen Fall natürlich Salben, die Wasserstoffperoxid enthalten, da sich diese besonders gut großflächig verteilen lassen würde. Früher gab es solche Salben auch durchaus noch im Einzelhandel oder in Apotheken zu kaufen – heute allerdings fehlen solche Medikamente leider im Sortiment.

Aus diesem Grund können Sie natürlich alternativ auf die 3-prozentige Wasserstoffperoxid-Lösung zurückgreifen. Diese tragen Sie großflächig auf die von der Durchblutungsstörung betroffene Stelle auf – am besten mit Hilfe eines Wattepads. Falls Sie eine geringere Konzentration bevorzugen, können Sie die 3-prozentige Lösung natürlich wie gehabt zu gleichen Teilen mit Wasser verdünnen. Durch das Auftragen der Lösung versorgen Sie das Gewebe unverzüglich mit mehr Sauerstoff und wirken so der Durchblutungsstörung entgegen.

Auch diese Behandlung können Sie bei Bedarf mehrmals täglich durchführen. Da es sich allerdings um direkten Hautkontakt handelt, sollten Sie die Behandlung nicht öfter als drei Mal täglich durchführen. Anschließend sollte sich eine Besserung einstellen. Sollte dies nicht der Fall sein, sollten Sie zur Abklärung einen Arzt aufsuchen und weitere Behandlungsschritte besprechen.

**Vaginalinfektionen**

Ein unangenehmes Jucken, mehr Ausfluss als gewöhnlich und ein störender Geruch – all diese Dinge können Anzeichen für Scheidenpilz, eine der häufigsten Vaginalinfektionen unter Frauen, sein. Fast jede Frau erkrankt im Laufe ihres Lebens mindestens einmal an dieser unangenehmen Infektion. Und obwohl so viele Frauen betroffen sind, wird nur sehr wenig bis gar nicht über diese Thematik geredet – sie gilt in unserer Gesellschaft auch heute noch als Tabuthema. Dabei gibt es einige hilfreiche Hausmittel, die helfen, Scheidenpilz schnell und nachhaltig zu bekämpfen. Das Problem: Diese Hausmittel kennen nur die wenigsten Menschen.

Bevor wir auf deren Anwendung genauer eingehen, möchte ich Ihnen allerdings nochmals typische Symptome einer vaginalen Infektion aufzeigen.

Bei Scheidenpilz ist es wichtig, bereits bei den ersten Anzeichen zu reagieren, da dieser sich sonst sehr schnell ausbreiten kann, vor allem in feuchtwarmem Klima. Folgende Symptome sind beim Auftreten von Scheidenpilz typisch. Bedenken Sie jedoch, dass natürlich nicht immer alle Symptome gleichzeitig auftreten müssen:

– massives Brennen und Jucken in oder um die Scheide

– Schwellungen, Rötungen, Brennen und Juckreiz am äußeren Genitalbereich

– weiße oder gelbliche Belege an und um die Schamlippen und die Klitoris

– gelblich-weißer Ausfluss, der quarkähnlich aussieht

– Schmerzen beim Geschlechtsverkehr und Wasserlassen

Sollten Sie ein oder mehrere Symptome bei sich feststellen, gilt - so schnell wie möglich handeln. Die gute Nachricht: Falls Sie Wasserstoffperoxid zu Hause haben, besitzen Sie bereits (fast) alles, was Sie für die Behandlung gegen Scheidenpilz benötigen. Denn tatsächlich kann das alte Hausmittel Wasserstoffperoxid auch bei vaginalen Infektionen sehr hilfreich sein. Wie wir nämlich wissen, bekämpft es nicht nur Viren und Bakterien, sondern eben auch Pilze zuverlässig.

Im Grunde gibt es zwei Möglichkeiten, Wasserstoffperoxid im Falle eines Scheidenpilzes anzuwenden. Bei Scheidenpilz, der besonders hartnäckig ist und immer wieder auftritt, oder aber besonders schmerzt und bereits stark ausgebildet ist, würde ich Ihnen folgende Methode empfehlen:

Sie benötigen hierfür eine 3-prozentige Wasserstoffperoxid-Lösung und einen handelsüblichen Tampon. Diesen tränken Sie nun in der Wasserstoffperoxid-Lösung, bis er sich mit der Flüssigkeit vollgesaugt hat. Nun führen Sie den Tampon vaginal ein und lassen ihn dort für einige Minuten einwirken. Nach etwa 5 - 10 Minuten entfernen Sie den Tampon. Bereits nach der ersten Anwendung sollte eine leichte Besserung der Symptome eintreten. Bei Bedarf können Sie diese Behandlung auch mehrmals täglich wiederholen, wobei Sie mindestens 4 Stunden Abstand zwischen den jeweiligen Behandlungen einhalten sollten. Falls Sie während der Behandlung ein leichtes Brennen verspüren – keine Sorge! Das ist ganz normal. Bei stärkeren Schmerzen sollten Sie die Behandlung jedoch abbrechen und die etwas „schonendere" Methode 2 anwenden, die ich Ihnen nun im Folgenden vorstellen möchte.

Bei manchen Frauen lösen vaginale Infektionen so starke Schmerzen aus, dass es für sie nur unter sehr starken Schmerzen möglich ist, vaginal etwas einzuführen. In genau solchen Fällen bietet es sich an, mit einem speziellen Sitzbad zu arbeiten. Auch bei schwachen Symptomen kann diese etwas „mildere" Methode hilfreich sein. Und so geht's!

**Zutaten:**

– 750 ml Wasser

– 5 Esslöffel 3-prozentige Wasserstoffperoxid-Lösung

**Zubereitung:**
Mischen Sie das Wasser mit der Wasserstoffperoxid-Lösung und erwärmen Sie die Flüssigkeit. Aber Achtung: Das Wasser sollte nicht brühend heiß sein, sondern vielmehr eine für Sie angenehme lauwarme Temperatur haben.

**Anwendung:**
Die Mischung geben Sie nun in eine kleine Wanne. Die meisten Badewannen sind hierfür leider eher ungeeignet, da sie zu groß sind und sich das Wasser darin zu sehr verläuft. Kleinere Wannen bieten sich hierfür besser an. Nun setzen Sie sich für etwa 5 Minuten unbekleidet in die Wanne. Durch das Sitzbad kann das Wasserstoffperoxid die Infektion optimal erreichen und bekämpfen. Wichtig: Nach dem Sitzbad sollten Sie Ihren Körper nochmals mit klarem Wasser abbrausen und gut abtrocknen.

### Herpes an den Geschlechtsorganen

Über diese Erkrankung wird in unserer Gesellschaft öffentlich genau so wenig geredet wie über vaginale Infektionen: Herpes an den Geschlechtsorganen. Dabei sind vom sogenannten „Herpes genitalis“ nicht nur Frauen, sondern auch Männer betroffen. Verursacht wird die Krankheit, die übrigens zu den sexuell übertragbaren Krankheiten zählt, durch Viren. Ist der Herpes erst einmal ausgebrochen, lässt sich dieser zwar nicht mehr ganz verhindern, allerdings kann mit Hilfe der richtigen Behandlung die Schwere und die Dauer des Verlaufs der Krankheit deutlich gemindert werden. Und natürlich – Sie können es sich bereits denken – spielt auch hierbei Wasserstoffperoxid eine bedeutende Rolle.

Bevor wir zu den möglichen Behandlungsmethoden kommen, soll an dieser Stelle jedoch in Kürze beleuchtet werden, welche Symptome auf Herpes an den Geschlechtsorganen hindeuten können und wann Sie mit einer Behandlung einschreiten sollten. Das Problem bei Herpes genitalis: Die ersten Symptome können unter Umständen erst nach zwei bis zwölf Tagen auftreten. Die ersten Symptome sind häufig Schwellungen oder Rötungen an Penis oder Scheide. Zudem kommt meist ein sehr unangenehmes Kribbeln oder Jucken im Genitalbereich hinzu Auch ein stechendes oder brennendes Gefühl ist keine Seltenheit. Ein weiterer Hinweis auf Genitalherpes können zudem geschwollene Lymphknoten in der Leiste sein. Zudem treten bei den meisten Betroffenen im Verlauf der Krankheit kleine, aber schmerzhafte Bläschen auf, die mit einer hochansteckenden, trüben Flüssigkeit gefüllt sind. Gelegentlich entstehen sogar kleine und schmerzhafte Hautgeschwüre, die häufig von einer dünnen, krustigen Schicht überzogen sind. Auch Schmerzen beim Wasserlassen oder Geschlechtsverkehr treten in Zusammenhang damit häufig auf. Der Herpes genitalis gilt erst dann als „geheilt", wenn sämtliche Hautschäden und Bläschen restlos verschwunden sind.

Natürlich gilt auch im Falle von Genitalherpes: Beginnen Sie mit der Behandlung so früh wie möglich – am besten natürlich direkt nach Auftreten der ersten Symptome. Dann haben Sie die besten Chancen, dass der Herpes schnell und schmerzlos wieder abheilt.

Die Behandlung des Herpes mit Wasserstoffperoxid ist relativ unkompliziert. Wie gewohnt benötigen Sie hierfür eine 3-prozentige Wasserstoffperoxid-Lösung. Hiervon tragen Sie täglich eine kleine Menge direkt auf die betroffenen Stellen auf und lassen diese gut einziehen. Zum Auftragen der Lösung haben Sie zwei Möglichkeiten: Entweder geben Sie die Lösung in eine Sprühflasche und tragen Sie mit Hilfe mehrerer Sprühstöße auf, oder aber Sie tunken ein Wattepad in die Wasserstoffperoxid-Lösung und gehen mit diesem über die betroffenen Stellen. In beiden Fällen gilt: Lassen Sie die Lösung für einige Minuten einwirken und waschen Sie die betroffene Stelle anschließend gründlich mit lauwarmem und klarem Wasser ab. Hierbei sollten Sie allerdings vorsichtig vorgehen und die betroffene Stelle durch zu festes Reiben nicht zusätzlich belasten. Die Behandlung sollten Sie mehrmals täglich wiederholen und insgesamt so lange durchführen, bis der Herpes vollständig abgeheilt ist.

Eine weitere Behandlungsmethode besteht darin, Wasserstoffperoxid mit dem Wirkstoff Lysin zu kombinieren. Lysin ist eine Aminosäure, die dabei helfen kann, Genitalherpes schneller abheilen zu lassen. Hierfür benötigen Sie neben der 3-prozentigen Wasserstoffperoxid-Lösung außerdem eine Lysintablette aus der Apotheke. Diese zerkleinern Sie mit Hilfe eines Mörsers und mischen das Pulver mit einer kleinen Menge Wasserstoffperoxid, sodass eine flüssige Paste entsteht. Diese Mischung geben Sie nun auf die betroffene Stelle. Lassen Sie die Paste etwa 10 Minuten lang einwirken. Im Anschluss waschen Sie die Mischung gründlich mit lauwarmem Wasser ab. Diese Anwendung sollten Sie einmal täglich durchführen – ebenfalls so lange, bis der Herpes vollständig abgeheilt ist.

**Venenerkrankungen in der Schwangerschaft oder im Wochenbett**
Häufig kommt es in der Schwangerschaft bedingt durch einen veränderten Hormonhaushalt zu Umbildungen des Gewebes und der Gewebsstrukturen. So können beispielsweise das Bindegewebe aufgelockert oder die Gefäßwände porös werden. Zudem führt das Wachstum der Gebärmutter und des Kindes dazu, dass ein immer größerer Druck auf die Beckengefäße und damit auch auf die Beingefäße ausgeübt wird. Die häufigen unschönen Folgen sind Krampfadern oder Besenreiser. Außerdem können auch Wassereinlagerungen im Bereich der Beine auftreten.

Doch solche Venenerkrankungen sind nicht nur optisch unschön, sondern können durchaus auch gefährlich sein und zu ernst zu nehmenden Komplikationen führen. Venenentzündungen oder gar Thrombosen können die Folge sein. Laut verschiedenen Studien haben besonders schwangere Frauen oder Frauen, die sich im Wochenbett befinden, ein erhöhtes Risiko, an einer Thrombose zu erkranken.

Deswegen gilt: Venenerkrankungen sollten nicht unterschätzt und vor allem frühzeitig behandelt werden! Auch hierfür bietet sich Wasserstoffperoxid an. Zahlreiche wissenschaftliche Untersuchungen und Studien konnten belegen, dass mit Hilfe von Wasserstoffperoxid gute Erfolge bei der Behandlung von Venenerkrankungen in der Schwangerschaft oder im Wochenbett erzielt werden konnten. Ausschlaggebend ist hierfür die Tatsache, dass Wasserstoffperoxid das Gewebe optimal mit Sauerstoff versorgen kann. Dieser Sauerstoff sorgt wiederum dafür, dass die Durchblutung in den Beinen angeregt wird und Verstopfungen gelöst werden. Doch wie können Sie Wasserstoffperoxid so großflächig am besten anwenden?

Natürlich können Sie Wasserstoffperoxid auch in diesem Fall „pur" anwenden, das heißt, Sie geben die 3-prozentige Lösung mit Hilfe einer Sprühflasche in Reinform auf die betroffenen Stellen. Besser geeignet wäre hierfür allerdings eine spezielle Salbe. Diese lässt sich nicht nur besser verteilen, sondern ist auch langanhaltender. Wie bereits an anderer Stelle erwähnt, sind solche Wasserstoffperoxid-Salben aktuell leider kaum erhältlich. Wer Zeit und Lust hat, kann sich seine Wasserstoffperoxid-Salbe allerdings auch relativ einfach selbst zusammenrühren. Lesen Sie nun, wie das funktioniert!

**Zutaten:**

– Cellulose-Pulver (Hydroxyprpylcellulose), erhältlich in jeder Apotheke

– Wasserstoffperoxid-Lösung, mindestens 3%, höchstens 10%

– eine kleine Schale aus Kunststoff

– ein kleiner Löffel aus Kunststoff

**Zubereitung:**

Geben Sie in Ihre Schale etwa einen Teelöffel Cellulose. Darauf geben Sie einige Tropfen der Wasserstoffperoxid-Lösung. Schon innerhalb kürzester Zeit werden Sie beobachten, wie sich die Lösung an die Cellulose bindet und dabei stark aufquillt. Geben Sie nun weiter vorsichtig mehr Wasserstoffperoxid hinzu und rühren Sie permanent weiter.

Die Creme sollte schließlich eine puddingartige Konsistenz annehmen. Decken Sie die Schale mit der Salbe nun mit einer Frischhaltefolie ab und stellen Sie das Ganze am besten über Nacht in den Kühlschrank. Alle Klümpchen, die sich aktuell noch in der Salbe befinden, sollten sich in diesem Zeitraum vollständig auflösen, sodass Sie am nächsten Morgen eine homogene Masse in den Händen halten werden.

Rühren Sie die Salbe vor Gebrauch nochmals gut durch – allerdings immer nur in eine Richtung, um die Bildung von Bläschen und das Eindringen von Luft zu vermeiden. Sollte die Salbe zu flüssig sein, können Sie je nach Bedarf noch mehr Cellulose hinzugeben, bis die gewünschte Konsistenz erreicht ist. Die fertige Salbe bewahren Sie am besten in einem geschlossenen Behälter auf, der an einem kühlen und abgedunkelten Ort gelagert wird. Besonders lange hält sich das Gel im Kühlschrank.

**Anwendung:**
Dieses Gel eignet sich optimal zur großflächigen Anwendung von Wasserstoffperoxid. Vor allem zur Behandlung von Venenerkrankungen können Sie die Salbe anwenden. Möglicherweise geht die Behandlung mit einem leichten Kribbeln einher. Dies ist jedoch völlig unbedenklich und lediglich ein Zeichen dafür, dass Ihrem Gewebe gerade Sauerstoff zugeführt wird. Die Creme können Sie je nach Bedarf mehrmals täglich anwenden.

### Nasenbluten

Wer schon mal zu stark geschnäuzt hat, unglücklich auf die Nase gefallen ist oder einen Ball mitten ins Gesicht abbekommen hat, bekommt häufig erstmal einen Schock: Denn in vielen Fällen strömt dann reines Blut aus der Nase – und diese Blutung ist gar nicht so leicht zu stoppen. Die gute Nachricht: In den meisten Fällen ist Nasenbluten völlig unbedenklich. Erst dann, wenn das Nasenbluten scheinbar grundlos und regelmäßig auftritt, sollte ein Arzt aufgesucht werden, um die Ursache abzuklären.

Der häufigste Grund für Nasenbluten ist übrigens trockene Luft. Die ausgetrocknete Schleimhaut ist infolgedessen sehr empfindlich und kann schon bei kleinen Reizen wie einem Niesen einreißen. Das alte Hausmittel Wasserstoffperoxid kann jedoch auch in diesem Fall eine große Hilfe sein: Es wirkt nämlich nicht nur desinfizierend, sondern kann auch zuverlässig die auftretende Blutung stoppen. Im richtigen Umgang mit Nasenbluten gibt es allerdings noch einige Dinge mehr zu beachten, die ich Ihnen nun Schritt für Schritt aufzeigen möchte:

**Schritt 1: Ruhe bewahren.** Bewahren Sie Ruhe – es besteht kein Grund zur Panik, denn Nasenbluten sieht erstmal schlimmer aus, als es ist. Hektik und Aufregung könnten die Blutung nur noch weiter verschlimmern, da dadurch der Blutdruck steigt. Was Sie außerdem NICHT tun sollten: Den Kopf nach hinten in den Nacken legen oder sich flach hinlegen – auch wenn dies lange Zeit so gepredigt wurde. Die bessere Alternative: Beugen Sie Ihren Kopf leicht nach vorne.

**Schritt 2: Wenden Sie die richtige Technik an.** Um die Blutung schnell zu stoppen, können Sie auf folgende Technik zurückgreifen: Setzen Sie sich aufrecht, jedoch leicht nach vorne gebeugt hin und drücken Sie mit Ihrem Zeigefinger und Daumen die Nasenflügel sanft und direkt unter dem Knochen zusammen. Alternativ können Sie jedoch auch die sogenannte „Eiskrawatte“ anwenden: Legen Sie hierfür etwa Kaltes in den Nacken, zum Beispiel ein Kühlkissen, ein nasses Tuch oder aber einen mit Eiswürfeln gefüllten Waschhandschuh. Durch diese Methode ziehen sich die Blutgefäße zusammen und die Blutung wird gestoppt.

**Schritt 3: Greifen Sie zu den richtigen Hausmitteln.** Es kann durchaus vorkommen, dass die eben genannten Methoden die Blutung nicht gänzlich stoppen können. In solchen Fällen sollten Sie zu unserem beliebten Hausmittel Wasserstoffperoxid greifen. Seit Jahren wird dies bereits gegen Nasenbluten eingesetzt. Alles, was Sie hierfür benötigen, ist eine 3-prozentige Wasserstoffperoxid-Lösung und einen Wattebausch. Den Wattebausch tunken Sie anschließend in die Lösung. Bringen Sie den Wattebausch so in Form, dass Sie ihn problemlos und ohne Widerstand in die Nase einführen können. Gehen Sie nun vorsichtig mit dem Wattebausch in die Nase. Bereits nach wenigen Sekunden sollte die Blutung so gestoppt werden.

### Insektenstiche

Dass sich Wasserstoffperoxid wunderbar zur Behandlung von Zeckenbissen eignet, wissen Sie bereits. Doch auch Insektenstiche können mit der Lösung behandelt werden und dadurch schneller abheilen. Das Wasserstoffperoxid sorgt dafür, dass sämtliche Stiche schnell und zuverlässig entgiftet werden, das heißt: Gifte haben keine Chance sich im Körper über unsere Blutlaufbahnen zu verteilen. Selbst Hornissenstiche, die durchaus sehr starke und große Schwellungen hinterlassen können, schwellen durch Wasserstoffperoxid ab und heilen schnell.

Es gibt mittlerweile sogar zahlreiche wissenschaftliche Untersuchungen zu diesem Phänomen, die alle bestätigen: Wasserstoffperoxid ist für Stiche und Wunden, die möglicherweise verschmutzt oder vergiftet wurden, bestens geeignet.

Für die Behandlung von Insektenstichen benötigen Sie wie gewohnt eine 3-prozentige Wasserstoffperoxid-Lösung. Außerdem brauchen Sie ein sauberes Wattepad. Sollten Sie von einem Insekt gestochen worden sein, empfehle ich Ihnen folgende Vorgehensweise: Der erste Schritt sollte stets die Versorgung der Wunde sein, das heißt: Reinigen Sie die

Wunde und stoppen Sie mögliche Blutungen. Dies gelingt Ihnen optimal mit Hilfe von Wasserstoffperoxid. Hierzu geben Sie die Lösung auf ein Wattepad. Das Wattepad tupfen Sie nun vorsichtig auf den Stich. Dadurch wird der Juckreiz sofort gelindert und das Risiko von Entzündungen minimiert. Bei schmerzenden oder stark juckenden Stichen können Sie diese Behandlung problemlos mehrmals täglich durchführen.

Der nächste Schritt ist die Kühlung. Zwar wirkt auch das Wasserstoffperoxid abschwellend, dennoch empfiehlt es sich, den Stich mit Hilfe von Eiswürfen, Kühlkissen oder einem Tuch, das in kaltem Wasser eingelegt wurde. Der Stich sollte mit Hilfe dieser Anwendungen innerhalb weniger Tage abheilen. Sollten Sie dennoch Auffälligkeiten beobachten, sollten Sie zur Abklärung einen Arzt aufsuchen.

**Schnittwunden**

Schnittwunden entstehen häufig schneller, als man denkt. Schon eine kleine Unachtsamkeit in der Küche reicht aus und das Schneidemesser ist abgerutscht. Die Folge - ein blutender Finger und eine längliche, schmerzende Schnittwunde. Je tiefer der Schnitt, desto mehr Blut kann in der Regel auch fließen. Die gute Nachricht: Meist sehen Schnittwunden erstmal schlimmer aus, als sie sind. Das liegt vor allem daran, dass sie meist stark bluten oder das zumindest für uns so aussieht – in der Regel verlieren wir bei kleinen Schnittwunden nämlich gerade einmal ein paar Milliliter Blut und der Eindruck täuscht.

Dennoch gehört eine solche Wunde richtig versorgt. Nicht nur, um die Blutung zu stoppen, sondern natürlich auch, um Infektionen oder andere Komplikationen zu vermeiden. So gehen Sie bei Schnittwunden am besten vor:

**Schritt 1:** Bevor Sie die Wunde weiter behandeln, sollten Sie diese desinfizieren, um zu vermeiden, dass Erreger in die Blutbahn geraten oder sich Schmutzpartikel in der Wunde befinden. Vor allem bei

Schnittwunden ist dies essenziell, da diese häufig durch Messer verursacht werden, an denen sich Bakterien, Keime oder Schmutz befinden. Grobe Verschmutzungen können mit Wasser ausgespült werden. Anschließend sollte die Wunde jedoch immer auch mit einem geeigneten Desinfektionsmittel behandelt werden – auch dann, wenn sich augenscheinlich gar kein Dreck mehr in der Wunde befindet. An dieser Stelle kommt das Wasserstoffperoxid ins Spiel.

Sie benötigen für diesen Zweck eine 3-prozentige Lösung und ein sauberes Wattepad oder aber einen kleinen Sprühbehälter. Je nachdem besprühen Sie die Wunde nun mit Wasserstoffperoxid oder aber tupfen Sie das in Wasserstoffperoxid getränkte Wattepad vorsichtig auf die betroffene Stelle. Die Vorteile von Wasserstoffperoxid: Die Wunde wird nicht nur desinfiziert und von Bakterien und Erregern befreit, sondern das Wasserstoffperoxid trägt auch dazu bei, die Blutung zu stoppen und die Heilung zu beschleunigen. Wasserstoffperoxid fungiert hier also einmal mehr als kleiner Alleskönner.

**Schritt 2:** Nachdem die Wunde nun gereinigt wurde, sollten Sie einen genaueren Blick darauf werfen. Wie tief ist der Schnitt? Wurden möglicherweise Nerven, Sehnen oder größere Blutgefäße verletzt? Ein Hinweis darauf könnte sein, dass sich die Blutung nicht stoppen lässt. Sollten Sie das Gefühl haben, dass die Wunde besonders tief ist, empfiehlt es sich, einen Arzt aufzusuchen. In einigen Fällen kann es nämlich durchaus notwendig sein, die Schnittwunden zu klammern oder zu nähen. In den meisten Fällen ist dies jedoch nicht notwendig, da die meisten Schnittwunden, die man sich im Haushalt zuzieht, eher oberflächlich und daher ungefährlich sind.

**Schritt 3:** Im letzten Schritt geht es darum, die Schnittwunde steril abzudecken, sodass auch zukünftig keine Partikel in die Wunde eindringen können. Hierfür eignen sich Pflaster, Kompressen oder aber auch spezielle Wundauflagen. Sobald sich über der Wunde ein Schorf gebildet hat, kann und sollte die Abdeckung abgenommen werden, sodass die Wunde in Ruhe heilen kann.

**Fußpilz**

Neben Nagelpilz ist auch der Fußpilz eine äußerst unbeliebte und unangenehme Erscheinung. Das Schlimme an Fußpilz: Er ist äußerst ansteckend und sollte daher unbedingt frühzeitig behandelt werden. Die gute Nachricht: Fußpilz lässt sich in der Regel auch sehr gut behandeln – vorausgesetzt, man weiß, wie's geht. Denn Vorsicht: Wer seinen Fußpilz falsch oder gar nicht behandelt, riskiert nicht nur, andere Menschen anzustecken, sondern auch eine chronische Fußpilzerkrankung. Lesen Sie nun also, wie Sie Fußpilz mit Hilfe von Wasserstoffperoxid zuverlässig behandeln können und vor allem auch, wie Sie Fußpilz erkennen.

Zu Beginn der Infektion äußert sich Fußpilz meist in einem unangenehmen Jucken und einer Rötung der Haut. Außerdem beginnt die Haut in den meisten Fällen sich auffällig zu schuppen. Erkennt man den Fußpilz nicht frühzeitig, können sich sogar sehr auffällige, weiße Hautplatten auf dem Fuß bilden. Wird der Fußpilz trotz dieser Symptome immer noch nicht erkannt, beginnen sich langsam kleine Risse in der Haut zu bilden, die durchaus auch Schmerzen bei Bewegung verursachen können. In manchen Fällen nässen die betroffenen Stellen auch oder es bilden sich sogar kleine Bläschen. Spätestens jetzt wird es höchste Zeit, den Fußpilz zu behandeln!

Hierfür stehen Ihnen zwei Behandlungsmöglichkeiten mit Wasserstoffperoxid zur Verfügung. Zum einen können Sie das Wasserstoffperoxid natürlich gezielt und in Reinform auf die betroffenen Stellen auftragen. Hierfür benötigen Sie wie gehabt eine 3-prozentige Wasserstoffperoxid-Lösung sowie ein Wattepad oder eine Sprühflasche. Die Lösung können Sie nun gezielt auf den Pilz auftragen – entweder per Sprühbehälter oder aber mit Hilfe der Wattepads. Diese Behandlung können Sie bei Bedarf auch mehrmals täglich durchführen. Wenden Sie das Wasserstoffperoxid so lange an, bis der Fußpilz sowie alle damit einhergehenden Symptome verschwunden sind.

Alternativ können Sie auch ein Fußbad mit Wasserstoffperoxid herstellen. Hierfür benötigen Sie lediglich eine kleine Wanne, Wasserstoffperoxid und lauwarmes Wasser. Mischen Sie etwa 5 Esslöffel 3-prozentige Wasserstoffperoxid-Lösung mit etwa 5 Liter Wasser in der Wanne. Bei Bedarf können Sie in der Mischung auch noch eine Magnesium-Tablette auflösen. Magnesium fördert die Durchblutung noch zusätzlich. Genießen Sie das Fußbad nun für einige Minuten, bevor Sie Ihre Füße mit klarem Wasser abspülen und vorsichtig abtrocknen. Dieses Fußbad wenden Sie am besten einmal täglich an – und zwar so lange, bis sich alle Symptome zurückgebildet haben und schließlich verschwunden sind. Das Wasserstoffperoxid sorgt dafür, dass die Durchblutung gefördert und dem Gewebe Sauerstoff zugeführt wird. Gegen Fußpilz ist das optimal, da dieser häufig an schlecht durchbluteten Stellen auftritt.

**Zahnschmerzen**

Widmen wir uns nun einem etwas anderem Bereich: den Zähnen. Denn auch diese sind häufig von Krankheiten betroffen und lösen starke Schmerzen aus. Doch ich kann Ihnen bereits verraten: Auch hier kann Wasserstoffperoxid erfolgreich eingesetzt werden – zum Beispiel zur Behandlung von Zahnschmerzen. Bevor man jedoch „wild" drauf los behandelt, sollte man sich einige Dinge bewusst machen:

Für Zahnschmerzen gibt es die verschiedensten Ursachen. Oftmals ist es ohne einen Besuch beim Zahnarzt auch gar nicht so einfach, herauszufinden, woher die Schmerzen kommen und wie sie entstanden sind. Am häufigsten entstehen Zahnschmerzen durch Karies, Zahnfleischentzündungen oder Parodontitis. In all diesen Fällen kann Wasserstoffperoxid eine große Hilfe sein – einen Besuch beim Zahnarzt ersetzt es allerdings nicht. Falls Sie also anhaltende und sehr starke Schmerzen haben sollten, empfehle ich Ihnen dringend, einen Arzt zur Kontrolle aufzusuchen. Generell sind regelmäßige Kontrolltermine beim Zahnarzt sehr empfehlenswert.

Wie können Sie nun aber mit Hilfe des Hausmittels Wasserstoffperoxid gegen Zahnschmerzen vorgehen? Die wohl effektivste Methode ist eine einfache Mundspülung. Denn: Wasserstoffperoxid kann nicht nur in Wunden Keime und Bakterien bekämpfen, sondern natürlich auch im Mundraum dafür sorgen, dass die Keimanzahl verringert wird. Dadurch können Entzündungen, die zu starken Zahnschmerzen führen, verschwinden.

Hierfür benötigen Sie lediglich einige Tropfen einer 3-prozentigen Wasserstoffperoxid-Lösung sowie etwas Wasser. Füllen Sie das Wasser in ein Glas, bis dieses etwa bis zur Hälfte gefüllt ist. Nun geben Sie einige Tropfen (etwa 5 – 10 Stück) der Wasserstoffperoxid-Lösung hinein. Verrühren Sie die Lösung anschließend – schon ist die wirksame und leicht herzustellende Mundspülung fertig. Die Spülung können Sie nun in Ihrem Mund für einige Minuten einwirken lassen und damit Ihren Mundraum durchspülen. Die Zahnschmerzen sollten sich dadurch innerhalb weniger Tage bekämpfen lassen. Wichtig: Die Spülung darf auf keinen Fall heruntergeschluckt werden, sondern muss vollständig ausgespuckt werden! Wiederholen Sie diese Anwendung bei Bedarf auch mehrmals täglich.

Ein zusätzlicher Tipp: Sollte es sich um Zahnschmerzen handeln, die durch eine Verletzung oder zum Beispiel einen Schlag auf den Mund entstanden sind, kann zusätzliches Kühlen sehr hilfreich sein. Die Wasserstoffperoxid-Spülung können Sie zur Vorbeugung einer Entzündung aber dennoch ergänzend anwenden.

## Zahnfleischentzündungen

Ein ähnliches Vorgehen wie bei Zahnschmerzen empfiehlt sich auch bei Zahnfleischentzündungen. Diese äußern sich meist durch Schmerzen, Rötungen oder Zahnfleischbluten. Doch woher kommen Zahnfleischentzündungen? Meist werden diese durch sogenannten Plaque, also bakteriellen Zahnbelag, verursacht. Es gibt jedoch auch andere möglich Ursachen, wie zum Beispiel hormonelle Veränderungen, zu grobes Zähneputzen oder scheuernde Ränder einer Zahnspange. Diese Ursachen sind allerdings eher selten.

Falls Ihre Zahnfleischentzündung durch Plaque entstanden ist, habe ich eine gute Nachricht für Sie: Diese Art von Entzündung kann nämlich sehr gut mit Hilfe von Wasserstoffperoxid behandelt werden. Bei Plaque handelt es sich nämlich um bakteriellen Zahnbelag – und wie Sie bereits wissen, ist Wasserstoffperoxid gegen Bakterien besonders wirksam.

Im Kampf gegen Zahnfleischentzündungen gibt es zwei mögliche Anwendungsmethoden. Zum einen können Sie die bereits unter dem Unterpunkt „Zahnschmerzen“ beschriebene Mundspülung anwenden. Hierfür geben Sie einfach ein paar Tropfen einer 3-prozentigen Wasserstoffperoxid-Lösung in ein Glas Wasser und spülen damit Ihren Mund gründlich durch. Vorsicht: Nicht schlucken!

Es gibt jedoch auch noch eine Alternative. Sie können das Wasserstoffperoxid nämlich auch lokal anwenden. Diese Behandlung bietet sich vor allem dann an, wenn Ihr Zahnfleisch stark gerötet ist und Sie genau sehen, wo die Entzündung Ihren Ursprung hat. In einem solchen Fall benötigen Sie ebenfalls eine 3-prozentige Wasserstoffperoxid-Lösung sowie ein sauberes Wattestäbchen. Das Wattestäbchen tunken Sie nun in die Wasserstoffperoxid-Lösung. Anschließend gehen Sie mit dem Stäbchen über die betroffenen Stellen im Zahnfleisch. Hierbei dürfen Sie ruhig großzügig vorgehen und auch Zähne mitbehandeln. Lassen Sie die Lösung für einige Minuten einwirken, bevor Sie Ihren Mund mit klarem

Wasser ausspülen. Das Spülwasser sollten Sie anschließend ausspucken. Diese Behandlung können Sie bis zu zweimal täglich anwenden. Die Behandlung sollten Sie so lange fortsetzen, bis Sie keine Beschwerden mehr haben.

Sollten sich Ihre Beschwerden trotz der Behandlung verschlimmern, sollten Sie einen Arzt aufsuchen.

**Hautbehandlung**

Wer hätte das gedacht: Wasserstoffperoxid eignet sich tatsächlich auch zur Anwendung und Pflege der Haut! Mit der Lösung lässt sich sogar etwas herstellen, was die Haut langfristig gesund und strahlend erscheinen lässt - ein Peeling. Doch was genau ist ein Peeling eigentlich und wogegen soll es helfen?

Peelings sind dazu da, die Haut von abgestorbenen Hautzellen zu befreien. Außerdem können gute Peelings feine Linien glätten und einen strahlenden, gesunden Teint ins Gesicht zaubern. Kurz um: Ein Gesichtspeeling tut der Haut rundum gut und sollte deswegen in keinem Badezimmerschrank fehlen!

Natürlich kann man zahlreiche Peelings auch für viel Geld in Drogeriemärkten kaufen. Nötig ist das allerdings nicht, denn: Peelings lassen sich auch wunderbar und ohne teure Produkte selbst herstellen – und zwar mit Hilfe alter Hausmittel und Zutaten, die jeder zu Hause hat. Unter diesen Hausmitteln befindet sich natürlich auch unser Wasserstoffperoxid. Anbei möchte ich Ihnen verschiedene Möglichkeiten vorstellen, Peelings aus einfachen Zutaten und mit Zugabe von Wasserstoffperoxid selbst herzustellen.

**Für alle Peelings benötigst du:**

– Wasserstoffperoxid (3-prozentige Lösung)

– eine Basis

– eine Zutat für den Peeling-Effekt

Folgende Zutaten kommen hierfür in Frage:

***Zutaten, die Sie als Basis benutzen können***
Als Basis sollten Sie auf pflegende Zutaten zurückgreifen, die einen hohen Feuchtigkeitsanteil haben. Hierfür eignen sich zum Beispiel Olivenöl, Kokosöl, Honig (auch dieser enthält Wasserstoffperoxid!) oder Quark.

***Zutaten, die einen Peeling-Effekt haben***
Zur Basis fügen Sie nun die peelenden Elemente hinzu, die schlussendlich dafür sorgen, dass die Haut von abgestorbenen Hautschuppen befreit wird. Hierfür eignen sich besonders gut Zucker, Meersalz, gemahlener Kaffee, Haferkleie oder Heilerde.

**So bereiten Sie Ihr Peeling zu:**
In Abhängigkeit davon, welche Zutaten Sie zu Hause haben, können Sie nach Belieben jede Basis mit allen peelenden Zutaten mischen. Zum Beispiel können Sie 3 – 5 EL Zucker mit etwa der gleichen Menge Olivenöl vermischen und anschließend etwa 5 – 10 Tropfen Wasserstoffperoxid hinzugeben. Das Wasserstoffperoxid sorgt für einen zusätzlichen Frische-Kick, da es die Durchblutung der Haut anregt und für einen rosigen Teint sorgt. Ebenso können Sie aber auch 3 – 5 EL gemahlenen Kaffee mit derselben Menge Honig vermengen und das Wasserstoffperoxid zu der Mischung hinzugeben. Sie sehen: Ihrer Kreativität sind hier keine Grenzen gesetzt!

**Und so werden Peelings angewandt:**
Nachdem Sie die Zutaten zu einer einheitlichen Paste verrührt haben, tragen Sie das Peeling auf Ihr gereinigtes Gesicht auf. Dort reiben Sie es sanft und in kreisenden Bewegungen ein. Die Basis pflegt Ihre Haut und

gibt Ihr Feuchtigkeit, die peelenden Elemente sorgen dafür, dass abgestorbene Hautschuppen abgetragen werden und das Wasserstoffperoxid sorgt dafür, dass die Durchblutung angeregt wird und sich die Haut schneller erneuert. Das Peeling lassen Sie nun für einige Minuten auf der Haut einwirken, bevor Sie es anschließend mit lauwarmem Wasser abspülen. Danach wird sich Ihre Haut unvergleichlich weich und zart anfühlen – Sie werden staunen!

Diese Art von Peeling sollten Sie für einen langanhaltenden Effekt etwa 1-2-mal pro Woche anwenden.

**Akne und unreine Haut**

Nicht nur Jugendliche leiden unter Pickelchen, unreiner Haut oder sogar Akne. Auch zahlreiche Erwachsene Menschen, darunter Männer und Frauen, werden von diesen unschönen Hautproblemen häufig geplagt. Akne und unreine Haut sind allerdings nicht nur unschön, sie können auch richtig schmerzhaft und unangenehm sein. Zudem stellen sie häufig eine extreme psychische Belastung für die Betroffenen dar. Vor allem dann, wenn man vermeintlich schon ALLES versucht hat, um die unschönen Hautunreinheiten zu bekämpfen.

Aber haben Sie auch schon mal daran gedacht, Ihre Hautprobleme mit Wasserstoffperoxid zu behandeln? Wasserstoffperoxid hat sich über die Jahre nämlich als wirksames Hausmittel gegen Akne und Unreinheiten bewährt. Auch zahlreiche Studien belegen, dass Wasserstoffperoxid wirksam im Kampf gegen Akne sein kann. Doch wie wird Wasserstoffperoxid auf der Haut angewandt? Mehr dazu lesen Sie jetzt!

Wasserstoffperoxid hat einige Eigenschaften, die sich positiv auf das Hautbild auswirken können: Es reinigt die Poren und kann somit Pickel, die im Grunde ja nichts anderes sind als entzündete Poren, abheilen lassen. Besonders dann, wenn gerade ein Pickel ausgedrückt wurde und eine kleine, offene Wunde zurückbleibt, kann Wasserstoffperoxid als

Desinfektionsmittel benutzt werden. Die Wunde wird so schneller und schöner verheilen. Doch auch zur Behandlung von unterirdischen Pickeln kann Wasserstoffperoxid angewandt werden.

Fassen wir also zusammen:

- Die Behandlung von Pickeln mit Wasserstoffperoxid ist sinnvoll, da Wasserstoffperoxid desinfizierend wirkt und die Weiterverbreitung von Pickeln und Unreinheiten aufhalten kann.

- Im Grunde entstehen eitrige Pickel dadurch, dass Bakterien in die Poren der Haut eindringen und sich dort mit dem Talg vermischen. Wasserstoffperoxid tötet jedoch genau diese Bakterien effektiv ab!

- Genau diese reinigende Wirkung ist es, die der Pickelbildung vorbeugt. Übrigens: Aus genau diesem Grund enthalten bereits einige Hautpflegeprodukte Wasserstoffperoxid!

- Hat sich bereits ein unschöner Pickel gebildet – keine Sorge! Wasserstoffperoxid kann die Stelle nicht nur desinfizieren und von Bakterien befreien, sondern den Pickel auch austrocknen und dadurch dafür sorgen, dass dieser schneller abheilt.

- Besonders wirksam ist Wasserstoffperoxid auch bei ausgedrückten Pickeln: Die dabei entstehende kleine Wunde kann mit Hilfe von Wasserstoffperoxid gereinigt und desinfiziert werden. Dadurch heilt die entstandene Wunde schneller ab.

- Ein wichtiger Hinweis: Für Anwendungen auf der Haut sollten Sie niemals höher konzentrierte Lösungen benutzen als 3-prozentige Wasserstoffperoxid-Lösungen. Höher konzentriertes Wasserstoffperoxid kann unschöne Nebeneffekte haben und zum Beispiel Gesichtshaare bleichen oder die Haut reizen.

- Doch auch das 3-prozentige Wasserstoffperoxid sollte stets mit Bedacht und Vorsicht angewandt werden. Kontakt mit den Augen sollte unbedingt vermieden werden! Sollte es dennoch aus Versehen dazu kommen, sollten Sie Ihre Augen unverzüglich mit klarem Wasser ausspülen.

Und so wird Wasserstoffperoxid gegen Akne und Unreinheiten angewandt:

Verwenden Sie – wie bereits erwähnt – maximal eine 3-prozentige Lösung. Sollten Sie einen Pickel haben oder bemerken, dass ein Pickel kurz davor ist, zu entstehen, können Sie die betroffene Stelle mehrmals täglich mit der Lösung betupfen. Hierfür verwenden Sie am besten ein Wattestäbchen. Diese Behandlung kann sowohl bei frischen, ausgedrückten, unterirdischen oder gerade erst entstehenden Pickeln angewandt werden. Ein kleiner Tipp am Schluss: Lassen Sie das Wasserstoffperoxid auf der jeweiligen Stelle gut einwirken und warten Sie eine Weile, bis Sie anschließend das komplette Gesicht eincremen. Nur so kann das Wasserstoffperoxid seine vollständige Wirkung entfalten.

Sollten Sie größerflächige Probleme haben, also zum Beispiel sehr unreine Haut auf den Wangen, können Sie alternativ mit einem in Wasserstoffperoxid getränkten Wattepad großflächig über die betroffenen Hautstellen gehen. Diese Behandlung können Sie bis zu zweimal wöchentlich anwenden. Zu Beginn der Behandlung kann es jedoch dazu kommen, dass sich Ihre Haut leicht ausgetrocknet anfühlt.

**Hautalterung**

Wasserstoffperoxid kann jedoch nicht nur gegen Akne und Unreinheiten eingesetzt werden, sondern auch im Kampf gegen Hautalterung. Denn sind wir mal ehrlich: Wer möchte nicht gerne so lange wie möglich jugendlich, frisch und faltenfrei aussehen?

Im Bereich des Anti-Aging wird schon seit Jahren fleißig geforscht. Was man heute weiß: Schönheit kommt natürlich nicht nur von außen, sondern auch von innen. Das heißt: Wer möglichst lange eine makellose und glatte Haut haben möchte, sollte seine Haut nicht nur mit feuchtigkeitsspendenden Cremes verwöhnen, sondern auch auf eine gesunde und ausgewogene Ernährung achten. Ein weiterer wichtiger Faktor ist zudem der Schutz vor der Sonne. Wie man heute weiß, kann eine übermäßige Sonneneinstrahlung dazu führen, dass die Haut schneller altert. Neben all diesen Faktoren wird aktuell aber noch ein weiterer Faktor untersucht: Um Falten oder bereits kleine Fältchen zu bekämpfen, setzt die Kosmetikbranche immer häufiger auf Sauerstoff. Und auch die Wissenschaft wurde auf dieses Thema bereits aufmerksam und forscht fleißig am Zusammenhang zwischen Sauerstoff und Hautalterung.

Fest steht: Durch Sauerstoffzugabe wird die Zellaktivität erhöht. Und genau das hat wiederum zur Folge, dass ein Verjüngungseffekt einsetzt. An dieser Stelle kommt nun auch unser Wasserstoffperoxid ins Spiel. Denn wie wir wissen, sorgt Wasserstoffperoxid für Oxidation, also die Zugabe von Sauerstoff ins Gewebe. Genau diesen Effekt kann man sich nun auch im Kampf gegen Hautalterung und Falten zunutze machen.

Und so geht's: Für einen zusätzlichen „Sauerstoff-Kick" bietet es sich an, Wasserstoffperoxid einmal täglich zusätzlich zur herkömmlichen Gesichtspflege auf das Gesicht aufzutragen. Das heißt: Sie können Ihre gewöhnliche Pflegeroutine wie gewohnt beibehalten. Diese wird lediglich um einen weiteren kleinen Schritt ergänzt. Und zwar um Wasserstoffperoxid-Gesichtswasser. Für dieses benötigen wir wie gehabt eine 3-prozentige Wasserstoffperoxid-Lösung. Wichtig ist nun jedoch, dass diese Lösung nochmals verdünnt wird. Um eine 1,5-prozentige Lösung zu erhalten, wird die ursprüngliche Lösung zu gleichen Teilen mit Wasser verdünnt. Die dadurch entstandene Lösung können Sie in einen Behälter abfüllen und lichtgeschützt an einem eher kühlen Ort aufbewahren.

Kommen wir nun zur Anwendung. Das Wasserstoffperoxid-Gesichtswasser sollte mit einem sauberen Wattepad auf das ganze Gesicht aufgetragen werden. Einige Tropfen der Lösung reichen hierfür bereits aus – immerhin soll das Gesicht mit der Lösung nur angefeuchtet werden. Die Lösung lassen Sie nun für etwa 30 Sekunden auf der Haut einwirken. In dieser Zeit kann bereits Sauerstoff in das Gewebe eindringen. Nach den 30 Sekunden gehen Sie nochmals mit einem Wattepad über Ihr Gesicht – dieses befeuchten Sie mit klarem Wasser. Nehmen Sie mit dem Wattepad die Restbestände des Wasserstoffperoxids von Ihrem Gesicht. Anschließend können Sie mit Ihrer gewöhnlichen Pflegeroutine fortfahren.

So betten Sie das Wasserstoffperoxid-Gesichtswasser optimal in Ihre Pflegeroutine ein: Am besten beginnen Sie Ihre Hautpflegeroutine mit der Gesichtsreinigung. Auf das gereinigte Gesicht tragen Sie schließlich das Wasserstoffperoxid-Gesichtswasser auf, das Sie nach etwa 30 Sekunden wieder abnehmen. Anschließend sollten Sie Ihre Haut mit Feuchtigkeit versorgen und eine entsprechende pflegende Creme auftragen.

**Ekzeme und juckende Ausschläge**

Sie sind nicht schön anzusehen und verursachen meist zahlreiche Beschwerden auf den betroffenen Stellen: Ekzeme und juckende Ausschläge. Bei Ekzemen handelt es sich um eine Entzündung der äußeren Hautschicht. Ähnlich verhält es sich mit juckenden Ausschlägen.

Typische Symptome dieser beiden Hautkrankheiten sind neben Juckreiz und Rötungen meist auch kleine Bläschen, Nässen, eine Krustenbildung oder ein starkes Austrocknen der Haut mit anschließender Schuppenbildung. Ekzeme oder juckende Ausschläge können einmalig auftreten oder aber chronisch, das heißt: Die Symptome tauchen in regelmäßigen Abständen immer wieder auf.

Doch wie kann ich gegen Ekzeme und juckende Hautausschläge vorgehen? Natürlich bietet sich Wasserstoffperoxid auch hierfür an. Sie benötigen zur Behandlung eine 3-prozentige Wasserstoffperoxid-Lösung sowie ein sauberes Wattepad. Zur Behandlung der betroffenen Stellen sollten Sie die Wasserstoffperoxid-Lösung mehrmals täglich vorsichtig auf die Stellen tupfen.

Die Wasserstoffperoxid-Lösung wirkt dabei schmerzlindernd und heilungsfördernd. Bereits nach wenigen Anwendungen sollten Sie eine deutliche Verbesserung Ihres Hautzustandes wahrnehmen. Die Behandlung können Sie bei Bedarf mehrmals täglich anwenden. Wichtig ist zudem, die betroffenen Stellen gut zu beobachten: Sollten weitere Auffälligkeiten auftreten oder keine Besserung eintreten, sollten Sie einen Hautarzt aufsuchen.

**Warzen und Hühneraugen**

Warzen zählen zu den am häufigsten auftretenden Hauterkrankungen bei Erwachsenen. Meist kommen sie in den oberen Hautschichten als harmlose, jedoch durchaus unangenehme Wucherung zum Vorschein. Kein Wunder also, dass man sie so schnell wie möglich loshaben möchte!

Ähnlich verhält es sich mit Hühneraugen, die meist auf den Fußsohlen auftreten. Außerdem sind Frauen deutlich häufiger davon betroffen als Männer, da Frauen meist engere Schuhe, zum Beispiel Pumps oder Sandalen, tragen. Dadurch entsteht am Fuß ein Druck, der zu der Entstehung von Hühneraugen führen kann.

Die große Frage ist nun allerdings: Wie kann ich gegen Warzen und Hühneraugen vorgehen? Wieder einmal lautet die Antwort natürlich: Wasserstoffperoxid! Allerdings gibt es bei der Behandlung dieses Mal eine Besonderheit. Für die Bekämpfung von Warzen und Hühneraugen ist eine 3-prozentige Lösung nämlich nicht ausreichend.

Hierfür sollten Sie auf eine höhere Konzentration von beispielsweise 20 – 30 % zurückgreifen. Auch diese erhalten Sie in der Apotheke. Wichtig ist nun, dass Sie die umliegende Haut um die Warze oder das

Hühnerauge mit einer Hautschutzcreme eincremen, um dieses Areal zu schützen. 20 – 30-prozentige Lösungen sollten in Reinform nämlich nicht in Kontakt mit gesunder Haut kommen! Als Hautschutz eignet sich beispielsweise eine dicke Schicht Vaseline, die großzügig um die Warze oder das Hühnerauge aufgetragen wird. Die betroffene Stelle wird dabei natürlich ausgespart.

Nun tragen Sie die hochprozentige Lösung mit Hilfe eines Wattestäbchens direkt auf die Warze bzw. das Hühnerauge auf. Lassen Sie die Lösung gut eintrocknen und wiederholen Sie diese Behandlung mehrmals täglich und über einen so langen Zeitraum, bis die Wucherung vollständig verschwunden ist.

## 5.2 EINSATZ IM HAUSHALT

**Wasserstoffperoxid als Reiniger**

Nicht nur im gesundheitlichen Bereich kann Wasserstoffperoxid eine große Hilfe sein – auch im Alltag kann das alte Hausmittel so einige Probleme lösen und herkömmliche, teure Mittel ersetzen. Ganz besonders gut eignet sich Wasserstoffperoxid zum Beispiel als Reiniger – nicht nur für Oberflächen und Arbeitsgeräte, sondern zum Beispiel auch für Gemüse, den Spülschwamm oder den Kühlschrank… und das war längst noch nicht alles! Lesen Sie im Folgenden alles darüber, wie Wasserstoffperoxid im Haushalt eingesetzt werden kann und Ihren Alltag bereichern kann!

Fangen wird doch einmal mit einem der wohl hilfreichsten Anwendungsgebiete an: dem Reinigen. Genauso wie Wasserstoffperoxid nämlich zuverlässig Wunden reinigen und desinfizieren kann, kann es natürlich auch Arbeitsflächen und Co. von Bakterien und Schmutz befreien. Lesen Sie im Folgenden, zu welchen Reinigungszwecken sich Wasserstoffperoxid eignet.

**Arbeitsflächen und Küchenwerkzeug**

Beginnen wir mit dem Klassiker und damit einem Bereich, der wohl in jedem Haushalt täglich gründlich gereinigt werden sollte: Arbeitsflächen in der Küche sowie zugehörige Küchenutensilien. Da in der Küche mit frischen Lebensmitteln gearbeitet wird, ist es ganz besonders wichtig, dass es dort sauber und keimfrei ist. Zudem wollen immer mehr Menschen ganz bewusst auf starke Chemikalien, die in herkömmlichen Putzmitteln häufig enthalten sind, verzichten. Wasserstoffperoxid vereint diese beiden Aspekte: Es reinigt Arbeitsflächen und Küchenutensilien gründlich und zuverlässig von Bakterien, Viren, Salmonellen und Schmutz UND ist dabei ein sehr natürliches Produkt, da es sich, wie wir wissen, lediglich aus Wasser und Sauerstoff zusammensetzt.

Ein weiterer Vorteil von Wasserstoffperoxid: Es hinterlässt einen neutralen, jedoch sauberen Duft. Doch wie wende ich Wasserstoffperoxid nun konkret als Reiniger an? Optimal eignet sich hierfür wieder einmal eine 3-prozentige Lösung. Diese gibt es im Internet übrigens auch in größeren Mengen – damit sparen Sie Geld und haben direkt einen guten Vorrat, an dem Sie sich zu verschiedenen Zwecken bedienen können. Das Wasserstoffperoxid geben Sie nun auf einen sauberen Lappen und wischen damit über die zu reinigenden Arbeitsflächen oder Gegenstände.

Dadurch werden Bakterien, Salmonellen und Co. effektiv abgetötet. Wischen Sie nun mit klarem Wasser nach, um den Vorgang optimal abzuschließen. Ihre Arbeitsflächen und Küchengeräte werden so optimal gereinigt. Geeignet ist Wasserstoffperoxid für sämtliche Oberflächen, die man in der Küche vorfindet: Holz, Plastik, Glas... sollten Sie stärker konzentriertes Wasserstoffperoxid verwenden, sollten Sie allerdings bedenken, dass dieses durchaus auch bleichende Eigenschaften hat und zum Beispiel dunklem Holz Farbe entziehen kann. Arbeiten Sie also im Zweifel immer mit geringeren Konzentrationen.

## Obst und Gemüse

Wir bleiben noch ein wenig in der Küche, verabschieden uns aber von Holz, Metall oder Plastik. Nun geht es nämlich um ECHTE Zutaten. Vielleicht fragen Sie sich nun: Wieso sollte ich mein Obst und Gemüse mit Wasserstoffperoxid reinigen? Ist denn Wasser für diesen Zweck nicht ausreichend? Jein. Sollten Sie zufällig eine eigene Obst- und Gemüseplantage Ihr Eigen nennen können und so ganz sicher ausschließen können, dass sich unerwünschte Viren auf Ihren Lebensmitteln befinden, können Sie diesen Punkt überspringen. In allen anderen Fällen gilt jedoch: Man kann sich bei Obst und Gemüse aus dem Supermarkt nie zu 100 % sicher sein, womit dieses bereits in Berührung gekommen ist.

Ganz besonders häufig sind auf kontaminierten Lebensmitteln sogenannte Noroviren zu finden, die schlimme Magen-Darm-Erkrankungen auslösen können und teilweise ganze Familien, Krankenhäuser oder Schulen lahmlegen. Besonders häufig betroffen sind davon unverarbeitetes Obst und Gemüse. Hier ist also Vorsicht angesagt – das sagen auch Wissenschaftler und Ärzte!

Doch natürlich möchte man seine Lebensmittel auch nicht zwingend mit herkömmlichem Desinfektionsmittel reinigen – immerhin ist dies für den menschlichen Organismus nicht ungiftig. Die bessere Lösung hierfür ist Wasserstoffperoxid. Wasserstoffperoxid befreit Lebensmittel auf schonende Art und Weise von Bakterien und Viren und ist im Vergleich zu herkömmlichen Desinfektionsmitteln deutlich ungefährlicher für den menschlichen Körper. Immerhin stellt dieser selbst Wasserstoffperoxid in kleinen Mengen her.

Und so geht's: Geben Sie einige Tropfen Wasserstoffperoxid auf ein sauberes Küchentuch und wischen Sie die Lebensmittel, die Sie NICHT schälen können (zum Beispiel Beeren jeglicher Art) vorsichtig mit dem Tuch ab. Ganz besonders wichtig ist, dass Sie das gereinigte Obst und Gemüse abschließend nochmals gut unter fließendem Wasser abspülen.

Alternativ können Sie die Wasserstoffperoxid-Lösung auch in eine Sprühflasche füllen und die zu reinigenden Lebensmittel mit der Lösung besprühen. Anschließend lassen Sie die Lösung für etwa 5 Minuten einwirken. Danach waschen Sie die Lebensmittel wie oben beschrieben mit kaltem und klarem Wasser ab.

**Spülschwamm**

Häufig wird unterschätzt, wie viele Bakterien sich von Zeit zu Zeit auf Spülschwämmen und Lappen ansammeln. Doch das ist eigentlich kein Wunder, immerhin wird damit ja auch so einiges gereinigt! Um so wichtiger ist es, dass Spülschwämme und Lappen wirklich sauber sind. Ist dies nämlich nicht der Fall, riskiert man, andere Gegenstände oder Lebensmittel nur noch weiter zu verunreinigen.

Natürlich könnten Sie Ihren Spülschwamm nach längerer Verwendung auch einfach wegschmeißen – nachhaltig und umweltfreundlich ist das allerdings nicht. Mein Tipp für Sie ist also: Reinigen Sie Ihren Spülschwamm einfach regelmäßig gründlich und tun Sie nicht nur der Umwelt, sondern auch Ihrem Geldbeutel etwas Gutes!

Und so funktioniert die Reinigung: Verdünnen Sie 3-prozentige Wasserstoffperoxid-Lösung zu gleichen Teilen mit lauwarmem Wasser. Nun weichen Sie den Lappen oder Spülschwamm in der Flüssigkeit ein. Nach 15 Minuten nehmen Sie den Spülschwamm oder Lappen wieder heraus und waschen diesen gründlich mit klarem Wasser aus.

**Zahnbürste**

Viele Menschen vergessen häufig, dass sich auch auf unseren Zahnbürsten zahlreiche Bakterien und kleine Schmutzpartikel ansammeln können. Keine schöne Vorstellung, wenn man bedenkt, dass die Zahnbürste dennoch jeden Tag in unserem Mund landet! Um die Zahnbürste effektiv zu reinigen und von allen Bakterien zu befreien, sollten Sie diese mit

Wasserstoffperoxid behandeln. So wird die Zahnbürste schonend und dennoch höchst effektiv gereinigt. Empfehlenswert ist hierfür ein kleines „Bad" in der Flüssigkeit. Mischen Sie eine 3-prozentige Wasserstoffperoxid-Lösung zu gleichen Teilen mit lauwarmem Wasser und tauchen Sie die Zahnbürste kopfüber in die Flüssigkeit ein. Darin lassen Sie Ihre Bürste für etwa 10 – 15 Minuten einweichen. Nehmen Sie die Bürste nun heraus und waschen Sie sie gründlich unter dem laufenden Wasserhahn aus.

**Toilette**

Auch in der Toilette tummeln sich zahlreiche Bakterien und Keime, von welchen diese regelmäßig befreit werden muss. Auch hierfür kann Wasserstoffperoxid ein nützlicher Helfer sein: Alles was Sie hierfür benötigen, ist eine 3-prozentige Wasserstoffperoxid-Lösung, die Sie etwa zwanzig bis dreißig Minuten, bevor Sie Ihre Toilette reinigen, in die Kloschüssel gießen. Dort lassen Sie die Lösung einwirken.

Anschließend machen Sie die Toilette wie gewohnt sauber. Sie werden staunen, wie die Toilette nach diesem Vorgang blitzt. Außerdem können Sie sich sicher sein, dass sämtliche Keime und Bakterien effektiv entfernt wurden.

**Kühlschrank**

Auch der Kühlschrank sollte regelmäßig gereinigt werden – immerhin lagern wir darin zahlreiche Lebensmittel, die anschließend verzehrt werden. Diese sollten schließlich nicht mit Bakterien und Keimen in Berührung kommen. Hierfür befüllen Sie eine Sprühflasche mit 3-prozentiger Wasserstoffperoxid-Lösung. Anschließend besprühen Sie Ihren Kühlschrank, den Sie zuvor natürlich geleert haben sollten, mit der Lösung. Lassen Sie diese für einige Minuten einwirken, bevor Sie nochmals mit einem Lappen und klarem Wasser über die Kühlschrankinnenwände gehen.

Ihr Kühlschrank wird dadurch optimal gereinigt und von Bakterien und Schmutz befreit. Zudem kann durch diese Anwendung auch lästiger Kühlschrankgeruch endlich verschwinden.

**Waschmaschine**

Mit Wasserstoffperoxid bekommen Sie Ihre Waschmaschine wieder strahlend sauber, rein und natürlich frei von sämtlichen Keimen. Hierfür habe ich ein besonders wirksames „Rezept" für Sie. Alles, was Sie hierfür benötigen, ist:

**Zutaten:**

– 1 Liter Wasser

– 20 ml Zitronensaft

– 80 ml Wasserstoffperoxid

**Zubereitung:**

Diese Zutaten mischen Sie nun zusammen und füllen die fertige Mischung in eine Sprühflasche um. Nun besprühen Sie Ihre Waschmaschine von innen. Vergessen Sie hierbei nicht das Waschmittelfach oder die Gummidichtung – oftmals sammeln sich gerade dort zahlreiche Keime und Schmutz! Die Lösung lassen Sie nun für einige Minuten einwirken. Abschließend spülen Sie mit klarem Wasser nach. Nun ist Ihre Waschmaschine wieder bereit für den nächsten Einsatz!

**Fenster**

Natürlich lassen sich auch Fenster prima mit Wasserstoffperoxid reinigen. Das Mittel können Sie hierbei einfach als Ersatz für herkömmliche, teure Fensterreinigungsmittel verwenden. Am besten benutzen Sie hierfür wie gewöhnlich eine 3-prozentige Lösung. Sollten Sie eine höhere Konzentration zu Hause haben, können Sie diese mit Wasser entsprechend verdünnen. Es bietet sich zudem an, das Wasserstoffperoxid in eine leere Putzmittelflasche mit Sprühaufsatz zu füllen. So können Sie die Flüssigkeit optimal auftragen. Spülen Sie das Wasserstoffperoxid abschließend mit klarem Wasser ab. Sie werden staunen, welchen Glanz Wasserstoffperoxid Ihren Fenstern verleihen wird! Übrigens: Auch für das Putzen von Spiegeln eignet sich Wasserstoffperoxid perfekt.

### Fleckenentfernung mit Wasserstoffperoxid

Meist ist es nur ein kleiner Moment der Unachtsamkeit und schon ist es passiert: Man hat einen Fleck auf der Bluse, dem Teppich oder der Lieblings-Hose. Oftmals bricht dann erstmal Panik aus: Was tun? Bekomme ich diesen Fleck wieder raus? Und wenn ja – wie?!

Ich kann Ihnen versprechen: Mit Wasserstoffperoxid ist das Entfernen von Flecken in Zukunft kein Problem mehr! Egal, ob es sich um hartnäckige Rotweinflecken auf dem Teppich handelt oder um hässliche Rückstände im Badezimmer – mit Wasserstoffperoxid haben Flecken keine Chance mehr!

Vorab möchte ich Ihnen jedoch noch einen wichtigen Tipp mit auf den Weg geben: Bevor Sie Wasserstoffperoxid anwenden, sollten Sie stets bedenken, dass jeder Stoff und jedes Gewebe anders ist und anders auf Wasserstoffperoxid reagiert. Um unschöne Überraschungen zu vermeiden, sollten Sie das Mittel also vor der Anwendung immer an einer unauffälligen Stelle ausprobieren und die Stelle schließlich beobachten!

### Rotweinflecken

Rotweinflecken zählen zu den wohl hartnäckigsten Flecken überhaupt. Es kursiert sogar das Gerücht, dass man diese Art von Flecken überhaupt gar nicht mehr richtig aus dem beschmutzten Gewebe entfernen kann. Das ist jedoch tatsächlich nicht mehr als ein Mythos – zumindest dann, wenn man auf Wasserstoffperoxid setzt.

Am besten stellen Sie zur Entfernung von Rotweinflecken eine Mischung aus 3-prozentigem Wasserstoffperoxid und Spülmittel her. Benutzen Sie die beiden Flüssigkeiten etwa zu gleichen Teilen. Nun tragen Sie das Gemisch gezielt auf den Fleck auf und lassen das Ganze kurz einwirken. Die Kombination dieser beiden Mittel wirkt optimal im Kampf gegen Rotweinflecken – Sie werden staunen! Nach Ende der Einwirkzeit rubbeln Sie das Mittel vorsichtig ab und waschen es mit lauwarmem Wasser aus.

Der Fleck sollte nun bereits verschwunden oder zumindest deutlich heller geworden sein. So oder so sollten Sie Ihr Kleidungsstück anschließend in die Waschmaschine geben, um sämtlichen Schmutz gänzlich zu entfernen.

**Deoflecken**

Ähnlich geht es vielen Menschen mit Deoflecken: Plötzlich sind sie da und wollen einfach nicht mehr weggehen. Zum Teil bleiben Sie sogar nach mehrmaligen Waschgängen sichtbar. Hier hilft nur eins - eine intensive Behandlung durch Wasserstoffperoxid.

Hierbei können Sie sehr ähnlich wie im Umgang mit Rotweinflecken vorgehen. Allerdings sollten Sie das Wasserstoffperoxid und das Spülmittel nicht zu gleichen Teilen mischen, sondern etwa doppelt so viel Wasserstoffperoxid wie Spülmittel verwenden (also im Verhältnis 2:1). Geben Sie das entsprechende Kleidungsstück nun in die Mischung und lassen Sie dieses dort ca. eine Stunde einweichen. Anschließend waschen Sie das Kleidungsstück sehr gut mit kaltem und klarem Wasser aus.

**Blutflecken**

Auch Blutflecken gelten als besonders hartnäckig und schwer zu entfernen. Doch auch diese lassen sich mit Wasserstoffperoxid problemlos entfernen. Hierfür würde ich Ihnen allerdings empfehlen, das Wasserstoffperoxid in Reinform und unverdünnt auf die betroffenen Stellen aufzutragen. Auch hier gilt: Lassen Sie das Wasserstoffperoxid für einige Minuten einwirken, bevor Sie den Fleck mit klarem und – ganz wichtig bei Blutflecken – kaltem Wasser ausspülen.

Da Blutflecken als besonders hartnäckig gelten, kann es durchaus sein, dass Sie die Behandlung zwei- bis dreimal wiederholen müssen, um den Fleck wirklich vollständig zu entfernen. Aber keine Sorge Hartnäckigkeit zahlt sich hierbei auf jeden Fall aus!

**Schimmel entfernen**

Er taucht meist in Form von dunklen Flecken in Badezimmern oder anderen Ecken des Hauses auf: Schimmel. Dabei sieht er nicht nur extrem unschön aus, sondern stellt zudem eine ernstzunehmende Gefahr für Ihre Gesundheit dar!

Aus diesem Grund sollte Schimmel so schnell wie möglich gründlich entfernt werden – und am besten funktioniert das mit Wasserstoffperoxid.

Darum eignet sich Wasserstoffperoxid zur Bekämpfung von Schimmel: Wasserstoffperoxid hat auf den Schimmel eine oxidierende und zugleich desinfizierende Wirkung, wodurch sämtliche Pilzzellen zerstört werden. Praktisch ist außerdem auch die bleichende Funktion von Wasserstoffperoxid: Bei schwarzem Schimmel sorgt dies dafür, dass die farbigen Rückstände des Schimmels aufgehellt werden.

So wenden Sie Wasserstoffperoxid gegen Schimmel Schritt für Schritt an:

1. Zunächst schließen Sie die Türen und öffnen in dem befallenen Zimmer sämtliche Fenster, um den Raum mit frischer Luft zu versorgen.

2. Die sich in dem Raum befindenden Möbel und Teppiche decken Sie zum Schutz am besten mit Folie ab – diese erhalten Sie in jedem Baumarkt in der Abteilung für Malerbedarf.

3. Tragen Sie während der Anwendung permanent Handschuhe und Mundschutz, um zu vermeiden, dass giftige Schimmelsporen in Ihre Atemwege gelangen.

4. Befeuchten Sie Ihre Wand nun mit Wasser. Falls Sie Tapeten haben, sollten Sie diese vollständig entfernen und anschließend entsorgen.

5. Nun bestreichen Sie die befallene Oberfläche großzügig mit Wasserstoffperoxid. Verwenden Sie hierfür am besten einen breiten und weichen Pinsel.

6. Lassen Sie das Wasserstoffperoxid für etwa eine Stunde einwirken. Anschließend waschen Sie die Stelle mit einem feuchten Tuch ab und warten, bis die behandelte Stelle vollständig getrocknet ist.

7. Sobald die Stelle getrocknet ist, können Sie diese erneut streichen. Verwenden Sie hierfür am besten spezielle Kalk- oder Silikatfarbe. Leimhaltige Farben sowie Tapeten sollten Sie vermeiden.

**Besteck polieren**

Wussten Sie, dass sich Wasserstoffperoxid auch wunderbar zum Polieren von Besteck eignet? Ja, tatsächlich! Mit Wasserstoffperoxid lassen Sie Ihr Besteck in völlig neuem Glanz erscheinen.

Und so geht's:

1. Füllen Sie eine 3-prozentige Wasserstoffperoxid-Lösung in eine kleine Sprühflasche um.

2. Nun geben Sie das zu reinigende Besteck in eine Schüssel oder einen Behälter, der nass werden darf und unempfindlich ist.

3. Nun besprühen Sie das Besteck von allen Seiten mit der Wasserstoffperoxid-Lösung. Lassen Sie das Ganze für etwa 3 - 5 Minuten (je nach Verschmutzungsgrad) einwirken. Anschließend polieren Sie das Besteck mit einem sauberen Tuch. Sie werden hier bereits sehen, wie sich dunkle Ablagerungen lösen. Generell gilt: Je stärker die Verfärbung des Bestecks, desto länger die Einwirkzeit. Warten lohnt sich!

## 5.3 ANWENDUNG IM GARTEN

**Wachstum von Pflanzen**

Wasserstoffperoxid kann nicht nur im Haushalt oder gegen Krankheiten angewendet werden, sondern tatsächlich auch im Garten auf vielfältige Art und Weise zum Einsatz kommen. Zum Beispiel kann es zu dem Zwecke eingesetzt werden, das Wurzelwachstum der Pflanze zu stärken.

Für diese Anwendung benötigen Sie 3-prozentige Wasserstoffperoxid-Lösung. Nun mischen Sie einen halben Liter der Lösung mit etwa vier Liter klarem Wasser. Mit eben jener Mischung gießen Sie nun Ihre Pflanze. Einmal pro Woche sollten Sie darauf achten, dass Sie die Wurzeln gründlich mit der Lösung durchnässen. Dies hat zur Folge, dass der Wurzelbereich mit zusätzlichem Sauerstoff versorgt wird und dadurch die Entwicklung der Pflanze optimal gefördert wird. Übrigens: Auch die Lebensdauer der Pflanze kann dadurch verlängert werden.

**Unkraut abtöten**

Unkraut sieht niemand gern – vor allem nicht im eigenen Garten! Und ganz besonders nicht unter den Lieblingspflanzen. Doch wie wird man das lästige Grün los? Mit Wasserstoffperoxid geht's ganz einfach! Alles, was Sie hierfür benötigen, ist eine 10-prozentige Wasserstoffperoxid-Lösung. Diese geben Sie in Reinform direkt auf das lästige Unkraut – egal, ob dieses zwischen Beton, Ziegeln, auf dem Gehweg oder neben Ihren geliebten Pflanzen wächst. Innerhalb der nächsten Stunden wird das

Unkraut eingehen. Dann ist es an der Reihe, dieses per Hand zu entfernen.

Diese sehr effektive Methode tötet Unkraut nicht nur ab, sie sorgt auch dafür, dass das Unkraut nicht wiederkehrt. Damit ist Wasserstoffperoxid also auch ein natürlicher Unkrautvernichter, der komplett ohne Chemikalien auskommt!

Anbei noch einige Tipps:

- Am besten geben Sie das Wasserstoffperoxid entweder am frühen Morgen oder am späten Abend auf das Unkraut, um zu verhindern, dass die Kraft der Sonne die Lösung zu schnell in Ihre Bestandteile aufspaltet und dadurch unwirksam macht.

- Seien Sie sehr vorsichtig, falls das störende Unkraut direkt neben einer zu schützenden Pflanze steht. Hier gilt äußerste Vorsicht und Präzision: Sobald die geliebte Pflanze mit dem Wasserstoffperoxid einmal in Berührung gekommen ist, besteht die Gefahr, dass auch diese dadurch eingeht!

- Natürlich gilt im Umgang mit einer 10-prozentigen Lösung äußerste Vorsicht. Bei Hautkontakt sollten Sie die betroffenen Körperstellen sofort waschen.

### Vermeiden von Infektionen bei zurückgeschnittenen Pflanzen und Bäumen

Um Infektionen bei zurückgeschnittenen Pflanzen und Bäumen, die in diesem Stadium besonders empfindlich sind, zu vermeiden, mischen Sie sich am besten eine Lösung aus Wasserstoffperoxid zu gleichen Teilen mit Wasser. Füllen Sie die Flüssigkeit in eine Sprühflasche um und besprühen Sie nun die infizierten Stellen. Dadurch werden diese desinfiziert und die Ausbreitung der Krankheit gestoppt.

Natürlich kann die Lösung auch vorbeugend, also vor Ausbruch der Krankheit, aufgetragen werden. Hierbei darf gerne auch eine etwas großzügigere Menge aufgetragen werden.

**Samen keimfrei machen**

Auch neue Samen können von Keimen oder Bakterien befallen sein. Ist dies der Fall, müssen die Samen schnellstmöglich keimfrei gemacht werden, um das weitere Wachstum der Pflanze nicht zu gefährden Hierfür rühren Sie eine 3-prozentige Wasserstoffperoxid-Lösung an und erwärmen diese auf etwa 60 Grad Celsius. In die heiße Flüssigkeit legen Sie nun die Samen für etwa fünf Minuten. Nach Ablauf dieser Zeit sollten Sie die Samen etwa eine Minute lang unter fließendem Wasser abspülen.

**Beschleunigung der Keimung**

Die desinfizierten und damit bestens präparierten Samen können nun in das Nährmedium gesetzt werden, um dort auszukeimen und schließlich zu sprießen. Um die Samenkeimung zu beschleunigen, fügen Sie am besten noch während Sie die Samen aussäen, einige Tropfen der 3-prozentigen Wasserstoffperoxid-Lösung hinzu.

Der zusätzliche Sauerstoff durch das Wasserstoffperoxid kann wahre Wunder bewirken: Die Samen fangen so schneller an zu keimen und auch die allgemeine Gesundheit der Pflanze wird gefördert. Um die Keimung optimal zu beeinflussen, sollten Sie die eingesetzten Samen bis zu zwei Wochen nach dem Aussäen mit Wasserstoffperoxid gießen.

**Fernhalten von Schädlingen und Insekten**

Sie können vor allem in den warmen Monaten zu einer echten Plage werden: Insekten und andere Schädlinge. Oftmals stellen sie für die Gesundheit der Pflanze zudem eine ernsthafte Gefahr dar, zum Beispiel weil sie die Pflanze fressen oder aber Krankheiten übertragen.

Aus diesem Grund sollte man aus Liebe zu seinen Pflanzen dafür sorgen, dass Insekten und Schädlinge diesen möglichst fernbleiben. Auch hierfür kann Wasserstoffperoxid ein nützlicher Helfer sein. Alles, was Sie benötigen, ist eine 3-prozentige Wasserstoffperoxid-Lösung sowie 4 Liter klares Wasser. Vermischen Sie nun etwa einen Esslöffel des Wasserstoffperoxids mit den 4 Litern Wasser. Die Lösung geben Sie am besten in eine geeignete Sprühflasche. Nun besprühen Sie die befallenen Pflanzen oder diejenigen, die Sie besonders schützen wollen, mit der Lösung. Dadurch reduzieren Sie die Anzahl an Insekten in Ihrem Garten drastisch und halten Schädlinge aus Ihrem Beet fern. Zudem ist Wasserstoffperoxid dazu in der Lage, Eier, Larven und Motten abzutöten.

**Pilzinfektionen behandeln**

Um lästige Pilzinfektionen bei Pflanzen zu bekämpfen, benötigen Sie vier Esslöffel Wasserstoffperoxid (3-prozentige Lösung). Das Wasserstoffperoxid vermengen Sie nun mit etwa einem halben Liter Wasser. Füllen Sie die dadurch entstehende Flüssigkeit in eine Sprühflasche um. Bei Bedarf können Sie die Mischung nun auf die Blätter sowie die Wurzeln der betroffenen Pflanzen sprühen, sobald diese Anzeichen einer Pilzerkrankung zeigen. Zu Pilzerkrankungen zählen neben dem klassischen Schimmelpilz bei Pflanzen vor allem Rost und Mehltau.

Ein kleiner Tipp: Sprühen Sie die Mischung erst auf einen kleinen Bereich, bevor Sie damit beginnen, diese großzügig auf große Oberflächen aufzutragen. Dadurch kann eine chemische Verbrennung am pflanzlichen Gewebe verhindert werden.

**Wasserstoffperoxid als Bewurzelungshilfe**

Der Schlüssel einer gesunden und starken Pflanze? Ganz klar: die Wurzeln! Deswegen ist es auch sinnvoll, genau diese mit Wasserstoffperoxid – und damit einhergehend einer extra Portion Sauerstoff – zu versorgen.

Hierfür mischen Sie eine 3-prozentige Wasserstoffperoxid-Lösung zu gleichen Teilen mit Wasser und füllen die Flüssigkeit in eine Sprühflasche. Bevor Sie Ihre Pflanzen nun umtopfen, besprühen Sie ganz gezielt die Wurzeln. Sollten Ihre Pflanzen hingegen schon eingepflanzt sein, besprühen Sie einfach die Erde neben der Pflanze mit einer ausreichend großen Menge der Wasserstoffperoxid-Lösung.

**Versorgung der Erde mit Sauerstoff**

Eine Pflanze benötigt zum Gedeihen genau drei Dinge: Nährstoffe, Wasser und Sauerstoff. Doch genau letzteres ist häufig Mangelware – vor allem dann, wenn die Erde um die Pflanzen zu fest ist und die Wurzeln nicht genug Sauerstoff bekommen. Aus diesem Grund ist es sinnvoll, die Erde mit zusätzlichem Sauerstoff in Form von Wasserstoffperoxid anzureichern. Sie können hierzu entweder frische Erde mit einigen Teelöffeln 3-prozentiger Wasserstoffperoxid-Lösung vermischen oder aber regelmäßig eine Mischung aus zwei Teilen klarem Wasser und einem Teil Wasserstoffperoxid auf die Wurzeln geben.

**Desinfektionsmittel für Gartenwerkzeuge**

Bei der Gartenarbeit kann es auch mal schmutzig zugehen. Aus diesem Grund sollten Töpfe und Gartenwerkzeug regelmäßig gereinigt werden. Hierfür können Sie ruhig zu einer etwas höher konzentrierten Wasserstoffperoxid-Lösung greifen. Ich empfehle Ihnen eine 6 – 9-prozentige Lösung. Besprühen Sie die zu reinigenden Gegenstände mit der Lösung, die Sie zuvor in ein entsprechendes Fläschchen mit Sprühaufsatz umgefüllt haben. Alternativ können Sie die Werkzeuge oder Töpfe auch in der Lösung vollständig eintauchen. Der Vorteil von Wasserstoffperoxid: Er reinigt Ihr Werkzeug nicht nur optimal, sondern desinfiziert dieses zugleich auch, sodass das Risiko einer Übertragung von Krankheitserregern auf andere Pflanzen minimiert wird.

Anbei noch zwei weitere Tipps:

- Im Internet oder in gut sortierten Apotheken gibt es auch sogenanntes pharmazeutisches Peroxid oder Peroxid in Lebensmittelqualität. Dieses eignet sich zur Behandlung von Pflanzen besonders gut. Eventuell müssen Sie dieses jedoch vor Gebrauch mit Wasser verdünnen.
- Natürlich gilt auch hier sowie bei allen anderen Anwendungen mit Wasserstoffperoxid: Es ist stets eine gewisse Vorsicht geboten. Vermeiden Sie zudem Haut- und ganz besonders Augenkontakt!

**Wasser für Hydrokulturen keimfrei machen**

Manche Pflanzen in Hydrokultur müssen in Wasser herangezüchtet werden, bevor man diese in die Erde umtopfen kann. Häufig werden aber genau diese Pflanzen während Ihrer Keimphase von Bakterien befallen. Oft fallen Sie auch Sauerstoffmangel oder Wurzelfäule zum Opfer. Doch das muss nicht sein! Mit Wasserstoffperoxid schaffen Sie es, das Wasser für die Pflanzen zu 100 % bakterien- und keimfrei zu halten. Außerdem wirkt Wasserstoffperoxid oxidierend, das heißt, es sorgt dafür, dass zusätzlicher Sauerstoff in das Wasser gelangt und Ihre Pflanze damit optimal versorgt wird.

Um diesen Effekt zu erreichen, sollten Sie etwa 2,5 Teelöffel Wasserstoffperoxid pro Liter Wasser für die Hydrokulturen hinzufügen. Ihre Pflanzen werden davon in jeder Hinsicht profitieren und wunderbar gedeihen.

**Gesünderes Wasser**

Wie Sie wissen, ist Wasserstoffperoxid unter anderem deswegen so vielseitig einsetzbar, weil es eine hervorragende Quelle für Sauerstoff ist. Doch nicht nur im medizinischen Bereich kann man sich diese Eigenschaft zunutze machen – auch im Garten kann das ein echter Vorteil sein. Wie wir wissen, benötigen Pflanzen zum Gedeihen nämlich so viel

Sauerstoff wie möglich. Und genau damit kann Wasserstoffperoxid sie optimal versorgen.

Wie das geht? Na, ganz einfach: Reichern Sie einfach Ihr Wasser mit Wasserstoffperoxid an! Hierfür benötigen Sie etwa einen Teelöffel 3-prozentige Wasserstoffperoxid-Lösung pro Tasse Wasser. Diese Mischung geben Sie nun in eine kleine Gießkanne. Damit können Sie Ihre Pflanzen nun gießen und mit einem extra Sauerstoff-Boost versorgen.

**Düngen**

Auch als Dünger kann Wasserstoffperoxid eingesetzt werden und sehr effektiv sein. Hierfür mischen Sie etwa zwei Teelöffel Wasserstoffperoxid in etwa vier Liter Wasser. Auch hierfür kann ein etwas stärkeres Konzentrat (etwa 10 %) verwendet werden. Die angemischte Flüssigkeit geben Sie nun je nach Bedarf alle drei bis fünf Tage auf die Pflanze. Sie können die Flüssigkeit entweder sprühen oder aber schütten. Dieses Vorgehen hat mehrere Vorteile für Ihre Pflanze:

- Sie erhalten dadurch eine gesunde Erde.
- Die Wurzeln können so atmen.
- Die Wurzeln werden bei der Aufnahme lebensnotwendiger Nährstoffe unterstützt.

**Bakterielle Fäule bekämpfen**

Sollten Ihre Pflanzen von bakterieller Fäule betroffen sein, empfehle ich Ihnen ebenfalls, zu Wasserstoffperoxid zu greifen. Neben der Wasserstoffperoxid-Lösung und etwas Wasser benötigen Sie hierfür zusätzlich ein spezielles Pilzbekämpfungsmittel namens Benomyl, das in jedem Bau- und Gartenmarkt erhältlich ist. Mischen Sie nun also Wasserstoffperoxid zu gleichen Teilen mit Wasser und geben Sie Benomyl hinzu. Diese Mischung geben Sie nun auf die betroffenen Pflanzen.

Wichtig ist dabei: Sie müssen die Pflanzen tatsächlich durchtränken. Dies hat den Zweck, dass die Mischung jegliches stehende, tote Wasser wegspült und infolgedessen durch frisches, gesundes und mit Sauerstoff angereichertes Wasser ersetzen kann. Mit Hilfe dieser Methode können bakterielle Infektionen aufgehalten werden, die häufig dafür sorgen, dass Pflanzen komplett zu Matsch faulen.

Übrigens: Diese Mischung kann bakteriellen Infektionen auch vorbeugen. Falls Sie also auf Nummer sicher gehen wollen, empfiehlt es sich, Zwiebeln und Knollen in diese Mischung einzutauchen, bevor Sie auf die Lagerung vorbereitet werden.

## 5.4 GEBRAUCH IM ALLTAG

**Verfärbte Nägel behandeln**

Wasserstoffperoxid kann nicht nur ein nützlicher Helfer im Haushalt, Garten oder medizinischen Bereich sein, sondern auch bei ganz alltäglichen Problemchen die Lösung sein. Zum Beispiel im Bereich Schönheit! Anbei möchte ich Ihnen einige Anwendungsmöglichkeiten vorstellen, mit denen Sie so sicher nicht gerechnet hätten!

Los geht's mit einem sehr lästigen Problem: verfärbten, gelblichen Nägeln. Zwar stellen die in der Regel kein gesundheitliches Risiko dar, schön anzusehen sind sie allerdings nicht, weshalb man sie meist schnellstmöglich loshaben will.

Doch woher kommen verfärbte Nägel überhaupt? In den meisten Fällen entstehen verfärbte Nägel durch den Kontakt mit abfärbenden Gegenständen, zum Beispiel beim Kochen mit Roter Beete. Aber auch sehr dunkler Nagellack kann den Nagel nachhaltig unschön verfärben. In manchen Fällen steckt jedoch auch mehr dahinter: Sollten Sie beobachten, dass Ihre Nägel nicht gesund und klar nachwachsen und weiterhin gelblich verfärbt sind, sollten Sie möglicherweise einen Arzt aufsuchen, da dies zum Beispiel ein Zeichen für den Mangel an Vitaminen oder Mineralien sein kann.

Kommen wir nun aber zur Rolle von Wasserstoffperoxid. Mit diesem kann man Verfärbungen jeder Art auf Hand- und Zehennägeln nämlich problemlos entfernen – Dank seiner bleichenden Wirkung. Und so funktioniert das Ganze: Sie benötigen hierfür 3-prozentige Wasserstoffperoxid-Lösung, die Sie vorsichtig mit einem Wattepad auf Ihre Nägel auftragen. Achten Sie auf ein gleichmäßiges Auftragen! Lassen Sie die Lösung einige Minuten einwirken, bevor Sie Ihre kompletten Hände gründlich mit warmem Wasser abspülen.

Tipp: Falls Sie sehr starke und hartnäckige Verfärbungen haben, können Sie eine kleine Menge Wasserstoffperoxid mit herkömmlichem Backpulver mischen. Dies verstärkt die bleichende Wirkung noch zusätzlich.

**Weißere Zähne**

Was bei Nägeln funktioniert, funktioniert natürlich auch bei den Zähnen! Genauso wie klare Nägel, stehen auch weiße Zähne für Gesundheit. Gelbe und verfärbte Zähne möchte niemand gerne haben. Doch wie kommt es eigentlich zu Zahnverfärbungen? In den meisten Fällen sind gelbe Zähne auf einen oder mehrere der folgenden Gründe zurückzuführen:

- Rauchen
- Kaffee, Tee, Rotwein, Fruchtsaft
- unzureichende Mundhygiene
- Mundspülungen
- Alter und Genetik

Doch egal, welche Ursache die verfärbten Zähne haben – in fast allen Fällen kann man etwas dagegen tun. Die Lösung lautet: Wasserstoffperoxid.

Die Bleaching-Methode mit Wasserstoffperoxid ist nicht nur effektiv, sondern darüber hinaus auch noch ungefährlich: H202 greift nämlich weder den Zahn selbst noch den Zahnschmelz an. Zudem hat Wasserstoffperoxid einen sehr zahnfreundlichen pH-Wert von 6 – damit ist selbst der pH-Wert von Cola, der bei 3 liegt, gefährlicher!

Doch kommen wir nun zum Wesentlichen - dem Bleichen. Hierfür benötigen Sie eine 3-pozentige Wasserstoffperoxid-Lösung. Diese mischen Sie für den Anfang etwa zu gleichen Teilen mit Wasser. Diese Mischung verwenden Sie nun als Mundspülung, wobei Sie darauf achten sollten, dass Sie besonders Ihre Zähne und Zahnzwischenräume gut durchspülen. Wenden Sie diese Spülung nun für mehrere Tage an. Von Tag zu Tag können Sie sich jedoch mit der Wasserstoffperoxid-Konzentration steigern, das heißt: Sie fügen immer weniger Wasser hinzu. Beenden Sie die Behandlung, sobald Sie den gewünschten Effekt erzielt haben.

**Zähne putzen mit Wasserstoffperoxid-Zahnpasta**

Wer noch einen Schritt weitergehen möchte, kann sich mit Wasserstoffperoxid sogar seine eigene Zahnpasta herstellen! Diese schützt Ihre Zähne nicht nur vor Krankheiten, sondern sie hat auch einen bleichenden Effekt, ohne den Zahn dabei anzugreifen.

Um eine Wasserstoffperoxid-Zahnpasta selbst herzustellen, benötigen Sie folgenden Zutaten:

– 3 Esslöffel Wasser

– 3 Esslöffel Wasserstoffperoxid

– 5 Esslöffel Calciumpulver

– 5 Esslöffel Kokosöl

– 30 Tropfen ätherische Öle nach Wahl

**Und so geht's:**
Vermischen Sie alle oben genannten Zutaten in einer Küchenmaschine miteinander, bis eine homogene und glatte Masse entsteht. Am besten füllen Sie die Paste anschließend in ein kleines Glas oder eine Tube um. Die Zahnpasta können Sie ganz normal mehrmals täglich wie eine herkömmliche Zahnpasta verwenden.

**Mundgeruch**

Wir bleiben noch einen Moment lang im Mundbereich. Denn dort stoßen wir häufig auf ein weiteres, sehr lästiges Problem: Mundgeruch. Trotz mehrmaligem Zähneputzen am Tag scheinen manche Menschen diesen einfach nicht loszuwerden. Wie gut, dass es auch hierfür eine Lösung mit Wasserstoffperoxid gibt! Der Vorteil dieser besonderen Mundspülung liegt auf der Hand: Sie zaubert nicht nur einen frischen Atem, sondern beseitigt zugleich alle Bakterien, die für den unangenehmen Geruch verantwortlich sind.

Und so geht's: Sie benötigen für die Mundspülung 3-prozentiges Wasserstoffperoxid. Geben Sie etwa einen Esslöffel der Konzentration in ein Gefäß und mischen Sie etwa 100 ml klares Wasser dazu. Nun ziehen Sie das Mundwasser zwischen Ihren Zähnen hin und her und gurgeln damit. Diesen Vorgang wiederholen Sie etwa zwei bis drei Minuten bevor Sie die Lösung ausspucken.

Tipp: Sollten Ihre Schleimhäute empfindlich auf das Wasserstoffperoxid reagieren, empfiehlt sich eine geringere Konzentration, das heißt - einfach mehr Wasser hinzufügen.

Außerdem können Sie für den extra Frische-Kick auch noch einige Tropfen ätherische Öle hinzufügen, zum Beispiel Pfefferminz. Dies zaubert zusätzlich einen herrlich frischen Atem.

**Deodorantersatz**

Dass Wasserstoffperoxid desodorierend wirkt, wissen Sie bereits. Im medizinischen Bereich kommt es daher häufig bei krebskranken Menschen zum Einsatz, deren Erkrankungen zu starken Gerüchen führen. Doch auch im Alltag kann man sich die desodorierende Wirkung zunutze machen und sogar ein Deodorant selbst herstellen!

Hierfür benötigen Sie nur wenige Zutaten - zum einen 3-prozentige Wasserstoffperoxid-Lösung, zum anderen Natronpulver. Das Natron fungiert in diesem Zusammenhang als Deo-Puder, welches Sie sich unter die Achseln reiben. Zuvor sprühen Sie einige Tröpfchen der Wasserstoffperoxid-Lösung unter die Achseln. Anschließend reiben Sie das Puder auf die befeuchteten Stellen. So sind Sie zuverlässig vor Schweiß und vor allen unangenehmen Gerüchen geschützt!

Falls die Wirkung des Deodorants im Laufe des Tages nachlässt, können Sie jederzeit etwas Wasserstoffperoxid nachsprühen. Aber Vorsicht: Da Wasserstoffperoxid bekanntlich auch bleichende Eigenschaften hat, sollten Sie ganz besonders beim Auftragen der Lösung vorsichtig sein und den direkten Kontakt zu farbigen Klamotten vermeiden.

**Lippenpflege**

Wussten Sie, dass Sie mit Hilfe von Wasserstoffperoxid sogar Kosmetik herstellen können? Ja, tatsächlich! Zum Beispiel: Lippenpflege. Hierfür benötigen Sie lediglich zwei Zutaten: Wasserstoffperoxid und festes Kokosöl. Verwenden Sie für die Anwendung auf den Lippen am besten etwas niedriger konzentriertes Wasserstoffperoxid.

Ich empfehle Ihnen eine 1,5 %-Lösung. Nun vermischen Sie 2 - 3 Teelöffel Kokosöl mit einem halben Teelöffel Wasserstoffperoxid. Verrühren Sie die beiden Bestandteile gut miteinander, bis eine cremige Masse entsteht. Diese können Sie zur Aufbewahrung in ein kleines Glasgefäß umfüllen.

So wenden Sie den Lippenbalsam an: Geben Sie eine kleine Menge des Balsams mit Hilfe Ihrer Finger auf die Lippen. Dort verreiben Sie den Balsam, bis er sich gleichmäßigen auf Ihren Lippen verteilt hat. Die Vorteile dieser einfach herzustellenden Lippenpflege: Kokosöl ist extrem pflegend und macht spröde Lippen wieder geschmeidig und zart. Wasserstoffperoxid hingegen hat durchblutungsfördernde Eigenschaften, was dazu führt, dass die Durchblutung in den Lippen angeregt wird und diese schön rot und voll erscheinen. Außerdem ist dieser Lippenbalsam sehr günstig herzustellen. Auf Dauer spart man sich damit also auch eine ganze Menge Geld!

**Hornhaut und Hühneraugen**

Auch lästige Hühneraugen und Hornhaut lassen sich mit Hilfe von Wasserstoffperoxid auf natürliche Weise und dennoch effektiv entfernen. Und es ist gar nicht schwer! Sie benötigen für die Anwendung etwa 5 Esslöffel 3-prozentige Wasserstoffperoxid-Lösung und etwa dieselbe Menge an Backpulver. Außerdem benötigen Sie ca. 4 Tassen mit warmem Wasser.

Vermischen Sie nun alle Zutaten miteinander und geben Sie die Flüssigkeit in eine Schüssel oder eine kleine Wanne. Anschließend nehmen Sie in der Flüssigkeit etwa 10 Minuten lang ein Fußbad, bis Ihre Haut eingeweicht ist. Spülen Sie Ihre Füße danach mit sauberem Wasser ab und behandeln Sie die nun eingeweichte Hornhaut mit einem geeigneten Bimsstein. Die abgestorbene Haut sollte sich nun problemlos entfernen lassen.

**Ohrenschmalz entfernen**

Ein weiteres Alltagsproblem, das viele kennen - das Saubermachen der Ohren. Immer wieder hört man, dass spezielle Wattestäbchen gar nicht gut sind, um das Ohrenschmalz aus den Ohren zu entfernen – und tatsächlich stimmt das auch! Sogar Ärzte warnen: Der Gehörgang kann durch den Gebrauch von Wattestäbchen austrocknen und aufgeraut werden, wodurch das Ohrenschmalz nicht mehr so gut „wandern" kann. Dadurch kann dieser auch mal stecken bleiben und einen Pfropfen bilden. Wird dann erneut ein Wattestäbchen in den Gehörgang geschoben, wird der entstandene Pfropfen noch weiter nach hinten in Richtung Trommelfell geschoben. Dies kann schließlich dazu führen, dass Ihr Ohr richtig verstopft und Sie einen Arzt aufsuchen müssen. Doch so weit muss es nicht kommen – zumindest nicht, wenn Sie wissen, wie Sie Ihr Ohr richtig säubern können!

Ärzte raten zum Entfernen von Ohrenschmalz und zur Reinigung des Gehörgangs die Verwendung von Wasserstoffperoxid. Am besten benutzen Sie auch hierfür eine 3-prozentige Lösung. Das Wasserstoffperoxid soll dazu dienen, das Ohrenschmalz in den Ohren schonen aufzuweichen, sodass es anschließend völlig problemlos aus dem Ohr herausfließen kann. Hierfür tropfen Sie etwa 1 oder 2 Tropfen der Wasserstoffperoxid-Lösung in Ihr Ohr.

| Aber Vorsicht: Wirklich nur tropfen und keinesfalls spülen! |
| --- |

Die Flüssigkeit lassen Sie nun für etwa 10 Minuten im Ohr einweichen. Nach dieser Zeitspanne hat sich das Ohrenschmalz verflüssigt und es kann einfach aus dem Ohr herausfließen, sobald Sie Ihren Kopf entsprechend neigen.

# 6. Wasserstoffperoxid kaufen: Darauf sollten Sie achten!

Wasserstoffperoxid ist nicht gleich Wasserstoffperoxid. Was ich damit genau meine, möchte ich Ihnen anbei erklären. Im Internet werden Sie nämlich auf zahlreiche Angebote rund um Wasserstoffperoxid stoßen. Doch woher weiß ich, welches Peroxid das richtige für mich ist? Um Ihnen Ihre Entscheidung zu erleichtern, möchte ich Ihnen anbei einige Tipps mit auf den Weg geben, die Ihnen beim Einkauf helfen können.

**• 3-prozentiges Wasserstoffperoxid: Perfekt für alle Anwendungen im Haushalt**

Für (fast) alle Anwendungen im Haushalt ist Wasserstoffperoxid in 3-prozentiger Konzentration optimal geeignet. Mit dieser leichten Konzentration können Sie im Prinzip nichts falsch machen. Der wohl größte Vorteil: Sie können mit dieser Lösung direkt loslegen und müssen für die meisten Anwendungen im Haushalt die Lösung nicht noch zusätzlich verdünnen. Worauf Sie allerdings achten sollten: Häufig enthalten einige Wasserstoffperoxid-Lösungen Zusatzstoffe wie zum Beispiel Stabilisatoren. Für den Garten oder den Haushalt ist das kein Problem. Für Anwendungen auf der Haut oder im Mund empfiehlt es sich allerdings, auf Lösungen zurückzugreifen, die keine Zusatzstoffe enthalten.

Zwar enthalten die meisten Wasserstoffperoxid-Lösungen „nur" Phosphorsäure als Stabilisator (der zum Beispiel auch in Cola enthalten ist) – optimal für die Zähne ist das allerdings nicht, da dieser Stabilisator den pH-Wert senkt und den Zähnen Calcium entziehen kann.

Auf verschiedenen Plattformen erhalten Sie das herkömmliche Wasserstoffperoxid in 3-prozentiger Konzentration in der 100 ml-

Flasche bereits ab wenigen Euros. Auch in allen Apotheken sind 3-prozentige Lösungen in der Regel erhältlich. Der Vorteil hierbei: Vor Ort können Sie sich bei Bedarf nochmals beraten lassen oder nach der genauen Zusammensetzung fragen.

**• Lebensmittelechtes Wasserstoffperoxid**

Sollten Sie also auf der Suche nach Wasserstoffperoxid sein, das völlig ohne Zusatzstoffe auskommt, empfehle ich Ihnen zu sogenanntem „lebensmittelechtem Wasserstoffperoxid" zu greifen. Diese Art Wasserstoffperoxid ist die wohl reinste Form, die auf dem Markt zu erhalten ist und eignet sich daher optimal für die Anwendungen auf der Haut, im Mund oder bei Wunden. Einen kleinen Nachteil hat jedoch auch dieses Produkt: Dadurch, dass es keine Stabilisatoren enthält, ist es nicht ganz so lange haltbar wie Wasserstoffperoxid-Lösungen mit Stabilisatoren. Die meisten Hersteller empfehlen bei diesen Produkten, die Flüssigkeit nach dem Öffnen nicht länger als 12 Wochen zu verwenden. In der Praxis hat sich jedoch gezeigt, dass auch dieses Wasserstoffperoxid deutlich länger haltbar ist.

**• Kaufen Sie größere Mengen**

Sie haben bereits gesehen, wie vielfältig Wasserstoffperoxid anwendbar ist. Es ist auf so vielen Gebieten ein nützlicher Helfer, dass es fast täglich zum Einsatz kommen könnte. Aus diesem Grund bietet es sich natürlich auch an, Wasserstoffperoxid direkt in größeren Mengen zu kaufen. Auch für den großflächigen Einsatz im Garten oder beispielsweise zur Schimmelbekämpfung kann der Einkauf von größeren Mengen sinnvoll sein. So spart man Geld.

**• Sinnvolles Zubehör**

Bevor Sie mit einer Anwendung mit Wasserstoffperoxid beginnen, sollten Sie sich zuvor vergewissern, ob Sie auch das notwendige Zubehör besitzen. Häufig braucht man im Zusammenhang mit Wasserstoffperoxid folgendes Zubehör:

– Sprühflaschen – am besten lichtundurchlässig

– Wattepads

– Wattestäbchen

– kleine Glasbehälter

– Pipetten, zur Entnahme von kleinen Mengen

• **Vergessen Sie nicht die Sicherheit!**

Was Sie bei Ihrem Einkauf außerdem nicht vergessen sollten, ist die Sicherheit, die Sie vor allem im Umgang mit höher konzentrierten Lösungen beherzigen sollten. Zwar gilt Wasserstoffperoxid in geringen Konzentrationen (< 3 %) allgemein als unbedenklich, ein zu übermäßiger Hautkontakt sollte dennoch vermieden werden.

Aus diesem Grund macht es auch Sinn, Schutzhandschuhe auf Ihre Einkaufsliste zu setzen. Bei großflächigen Anwendungen, wie beispielsweise Schimmelentfernung, kann sogar auch eine Schutzbrille sinnvoll sein.

# 7. Wasserstoffperoxid: Hinweise zur Anwendung

Keine Frage: Wasserstoffperoxid ist einer der praktischsten und vielseitigsten Stoffe überhaupt. Auf den letzten Seiten haben Sie alles rund um die Lösung und seine zahlreichen Einsatzmöglichkeiten erfahren: Vom Haushalt, über den Garten bis hin zu gesundheitlichen Aspekten.

Dennoch gibt es einige Dinge, die Sie bei der Anwendung von Wasserstoffperoxid beachten sollten. Zwar habe ich Sie im Verlauf dieses Buches bereits auf einige mögliche Risikofaktoren hingewiesen, dennoch möchte ich dieses Kapitel nochmal dazu nutzen, Ihnen ausführlich zu erklären, worauf Sie im Umgang mit Wasserstoffperoxid achten sollten.

**• Wählen Sie die richtige Konzentration**

Ich habe im Verlauf dieses Buches bereits mehrmals darauf hingewiesen, dass Sie im Haushalt möglichst auf geringe Wasserstoffperoxid-Konzentrationen zurückgreifen sollten. Für die meisten Anwendungen sind Wasserstoffperoxid-Lösungen von 3 Prozent völlig ausreichend. Nur in Ausnahmefällen kann es auch erforderlich sein, auf höhere Konzentrationen zurückzugreifen. Im Zweifel gilt jedoch immer: Konzentrieren Sie das Wasserstoffperoxid nie zu hoch. Vor allem bei Anwendungen auf der Haut oder auf Schleimhäuten ist Vorsicht geboten: Sollten Sie noch nie mit Wasserstoffperoxid gearbeitet haben, empfiehlt es sich, das Peroxid bei der ersten Anwendung zusätzlich mit Wasser zu verdünnen. Ein Verdünnen des Stoffes durch Wasser ist völlig unproblematisch und jederzeit möglich.

Sollten Sie mit stärkeren Konzentrationen, zum Beispiel im Garten oder zur Bekämpfung von Schimmel, arbeiten, empfehle ich Ihnen, stets

Handschuhe zu tragen. Diese verhindern direkten Hautkontakt. Häufig rate ich Ihnen im Verlauf dieses Buches, das Wasserstoffperoxid zu versprühen. Hierbei ist besondere Vorsicht geboten: Begeben Sie sich nie direkt in den Sprühnebel! Sollten Ihre Augen in Kontakt mit Wasserstoffperoxid gekommen sein, sollten Sie schnell handeln und diese mit klarem Wasser ausspülen.

Bedenken sollten Sie auch stets, dass Wasserstoffperoxid seine Eigenschaften verändert bzw. verstärkt, sobald sich seine Konzentration verstärkt. Hohe Wasserstoffperoxid-Konzentrationen können auch auf der Haut unerwünschte Bleichungs-Effekte haben, die es zu verhindern gilt.

Seit dem Jahr 2017 sind in Deutschland jedoch offiziell ohnehin nur noch Konzentrationen von bis zu 12 % frei erhältlich. In Ausnahmefällen kann der Erwerb von höher konzentrierten Lösungen zum Beispiel durch ein ärztliches Attest genehmigt werden.

**• Bewahren Sie Wasserstoffperoxid richtig auf**

Für die Aufbewahrung von Wasserstoffperoxid oder sämtlichen Produkten, die Wasserstoffperoxid enthalten, gibt es eine einfache Regel: Bewahren Sie die Lösung in einem sauberen Behälter auf, der sich luftdicht verschließen lässt. Den Behälter mit der Flüssigkeit bewahren Sie am besten an einem kühlen Ort auf. Gemeint ist damit jedoch nicht etwa der Kühlschrank, sondern eher ein ganz normaler Wohnraum, der nicht übermäßig beheizt wird. Was Sie außerdem vermeiden sollten, ist eine direkte Sonneneinstrahlung auf das Wasserstoffperoxid. Hierbei kann sich der Stoff schnell in seine einzelnen Bestandteile zersetzen.

Wenn Sie all diese Dinge beachten, ist Wasserstoffperoxid sehr lange haltbar. Bis zu drei Jahre kann Wasserstoffperoxid so verwendet werden.

**• Gehen Sie sorgsam mit dem Wasserstoffperoxid um**

Ich betone in diesem Buch immer wieder, dass Wasserstoffperoxid insgesamt sehr verträglich ist – und das stimmt auch. Dennoch wissen Sie bereits, dass Wasserstoffperoxid unter anderem auch dafür bekannt ist, dass er bleichende Eigenschaften hat. In geringen Konzentrationen spielt dies kaum eine Rolle – dennoch sollten Sie mit der Flüssigkeit stets bedacht umgehen. Bei Anwendungen auf der Haut ist es beispielsweise nicht ausgeschlossen, dass einzelne Haare dadurch aufgehellt werden. Sie sollten Wasserstoffperoxid also nicht direkt auf Augenbrauen oder anderer Gesichtsbehaarung auftragen.

# 8. Die häufigsten Fragen rund um Wasserstoffperoxid

**Ist Wasserstoffperoxid schädlich?**

Diese Frage kann guten Gewissens und ganz eindeutig mit Nein beantwortet werden – solange Sie sorgsam mit dem Stoff umgehen und gering konzentrierte Lösungen verwenden. Zwar klingt die Bezeichnung Wasserstoffperoxid sehr chemisch, doch im Grunde ist die Flüssigkeit sehr natürlich. Sogar unser eigener Körper stellt die Substanz in geringen Mengen selbst her. Wirft man einen genaueren Blick auf die Zusammensetzung von Wasserstoffperoxid, so kann man feststellen: Es besteht lediglich aus Wasser und Sauerstoff. Dennoch ist die Flüssigkeit natürlich nicht leichtsinnig zu verwenden. Unnötiger Haut- und Augenkontakt sollte vermieden werden. Aus diesem Grund rate ich Ihnen im Rahmen dieses Buches auch stets zu der geringen Dosierung von 3 Prozent. Diese niedrige Konzentration ist für den alltäglichen Gebrauch völlig unbedenklich.

---

**Kann man Wasserstoffperoxid überdosieren?**

Auch wenn Wasserstoffperoxid grundsätzlich ungefährlich ist, sollten Sie darauf achten, bis auf Ausnahmen, keine höheren Konzentrationen als 3-prozentige Lösungen zu verwenden. Zwar kann Wasserstoffperoxid grundsätzlich nicht überdosiert werden, jedoch ändert bzw. verstärkt es seine Eigenschaften bei höherer Konzentration.

Hoch konzentriertes Wasserstoffperoxid wirkt beispielsweise sehr stark bleichend und ist damit keinesfalls für die Anwendung auf der Haut geeignet. Sollten Sie hingegen bewusst einen bleichenden Effekt wünschen, können Sie natürlich auf eine höher konzentrierte Lösung zurückgreifen. Natürlich gilt auch hier: Verwenden Sie die Lösung stets mit Bedacht und Respekt.

---

**Kann Wasserstoffperoxid Allergien auslösen?**
Tatsächlich handelt es sich bei Wasserstoffperoxid um einen der wenigen Stoffe, bei denen Wissenschaftler bisher keinerlei allergische Reaktionen feststellen konnten. Der Stoff gilt somit als sehr gut verträglich und ist damit auch für Allergiker geeignet.

---

**Wo kann ich Wasserstoffperoxid kaufen?**
Wasserstoffperoxid erhalten Sie in jeder Apotheke. Mittlerweile gibt es jedoch auch zahlreiche Websites im Internet, die das Mittel anbieten. Häufig findet sich im Internet auch eine größere Auswahl.

---

**Kann Wasserstoffperoxid schlecht werden?**
Bei richtiger Lagerung kann Wasserstoffperoxid bis zu 3 Jahren haltbar sein. Am besten bewahren Sie die Flüssigkeit in einem gut verschließbaren Behälter und an einem kühlen Ort, der vor Sonneneinstrahlung geschützt ist, auf. Unter diesen Umständen können Sie das Wasserstoffperoxid bedenkenlos bis zu 36 Monate benutzen. Aus diesem Grund lohnt es sich übrigens auch, Wasserstoffperoxid in größeren Mengen einzukaufen: Da es sehr lange haltbar ist, kann man so noch mehr Geld sparen.

---

**Ist Wasserstoffperoxid schädlich während der Schwangerschaft?**
Auch diese Frage kann mit einem klaren Nein beantwortet werden. Wasserstoffperoxid gilt als sehr gut verträglich und kann daher auch während der Schwangerschaft oder während des Stillens angewandt wer-

den. Sie finden in diesem Buch sogar einen speziellen Tipp zur Anwendung von Wasserstoffperoxid während der Schwangerschaft. Vor Ihren Kindern sollten Sie Wasserstoffperoxid natürlich geschützt aufbewahren.

---

**Kann Wasserstoffperoxid auch bei Kindern angewandt werden?**
Ja, auch bei Kindern und Jugendlichen kann Wasserstoffperoxid angewandt werden. Es eignet sich zum Beispiel besonders gut dafür, Schürfwunden bei Kindern zu desinfizieren und zu versorgen. Allerdings sollte die Anwendung stets eine erwachsene Person durchführen! Da Wasserstoffperoxid unter anderem auch bleichend wirkt, sollte man Kinder nicht allein mit dem Stoff lassen.

---

**Kann Wasserstoffperoxid auch gegen Coronaviren helfen?**
In diesem Bereich wird aktuell sehr intensiv geforscht. Tatsächlich gibt es bereits erste Studien, die darauf hinweisen, dass Wasserstoffperoxid auch gegen Coronaviren wirkt, zum Beispiel, indem es im Rachenraum gegurgelt wird. Um dies jedoch endgültig zu belegen, bedarf es noch weiteren Studien und weiterer Forschung.

---

**Wie lagert man Wasserstoffperoxid am besten?**
Wie bereits an anderer Stelle erwähnt, lagern Sie Wasserstoffperoxid am besten in einem luftdichten Gefäß und an einem kühlen Ort, der nicht direkt von der Sonne bestrahlt wird. Bei richtiger Lagerung ist das Wasserstoffperoxid bis zu 3 Jahren haltbar.

---

**Ist Wasserstoffperoxid zum Verzehr geeignet?**

Nein, Wasserstoffperoxid ist keinesfalls zum Verzehr geeignet. Es eignet sich lediglich zur äußeren Anwendung. Aus diesem Grund sollten Sie das Wasserstoffperoxid auch gut geschützt vor Ihren Kindern aufbewahren, um zu vermeiden, dass diese die Flüssigkeit beispielsweise trinken. Sollte dies passieren, sollten Sie unverzüglich einen Arzt aufsuchen!

---

# 9. Zu guter Letzt ...

Hand aufs Herz: Hätten Sie es jemals für möglich gehalten, dass ein einziges Mittel so vielseitig, wirksam und risikoarm einsetzbar und zugleich so günstig erhältlich sein kann? Nein? Dann geht es Ihnen wie den meisten Menschen in unserer Gesellschaft. Die Kraft und die vielseitige Einsetzbarkeit von Wasserstoffperoxid scheinen mit der Zeit fast gänzlich in Vergessenheit geraten zu sein. Dabei ist Wasserstoffperoxid immer und überall ein nützlicher Helfer – egal, ob es um Gesundheit, Haushalt, Gartenarbeit oder sonstige Kleinigkeiten im Alltag geht. Ich habe es mir zu meiner Aufgabe gemacht, genau dieses Wissen weiterzugeben. Ich möchte, dass wirklich JEDER Mensch von diesem Wissen profitieren kann und entdeckt, welche verborgenen Kräfte in der unscheinbaren Flüssigkeit stecken.

Ich hoffe, dass ich auch Sie von der Kraft des Wasserstoffperoxids überzeugen konnte und dass ein kleines Fläschchen dieser Flüssigkeit bald auch in Ihrem Haushalt zu finden sein wird. Glauben Sie mir: Sobald es einmal den Weg zu Ihnen gefunden hat, wird es aus Ihrem Haushalt nicht mehr wegzudenken sein! Nicht umsonst wird Wasserstoffperoxid mit einem kleinen Augenzwinkern sogar von Wissenschaftlern und Forschern als „eierlegende Wollmilchsau“ bezeichnet. Fast kein Gebiet lässt sich finden, auf dem Wasserstoffperoxid keine Hilfe ist – sei es die Medizin, der Haushalt oder sogar der Garten. Und das Beste: Wasserstoffperoxid ist nicht teuer und völlig ungefährlich. Ich freue mich von ganzem Herzen, dass ich Sie mit Hilfe dieses Buches von der Vielfalt von Wasserstoffperoxid überzeugen konnte und wünsche Ihnen viel Spaß dabei, die Vielfältigkeit dieses Stoffes für sich selbst weiter zu entdecken und auszuprobieren!

P.S.: Geben Sie Ihr neu erlangtes Wissen gerne auch weiter – es ist an der Zeit, Wasserstoffperoxid aus der Vergessenheit zurückzuholen!

# Literatur

E. Gerstner. Versuchsvorschriften zum Hauptpraktikum -Quantitative Analyse-. Marburg. 1987

E. Gerstner. Versuche zur Chemie der Nichtmetalle. Marburg 1987

„Josef Pies: *Wasserstoffsuperoxid – natürlich und nebenwirkungsfrei, gegen Viren und Bakterien, für Gesundheit, Haushalt und Hygiene*, VAK Verlags GmbH, 79199 Kirchzarten, ISBN 978-3-86731-116-8,"

C. E. Mortimer. Chemie. Thieme-Verlag. Stuttgart 2001

Riedel. Anorganische Chemie. De Gruyter-Verlag. Berlin 2002

CD Römp Chemie Lexikon. Georg Thieme Verlag. Stuttgart

„Loïc Habert, Kevin Cariou, Photoinduced Aerobic Iodoarene-Catalyzed Spirocyclization of N-Oxy-amides to N-Fused Spirolactams** , Angewandte Chemie, 10.1002/ange.202009175, 133, 1, (173-177), (2020)."

„Bilge Nazli Altay, Ruoxi Ma, Paul D. Fleming, Michael J. Joyce, Adarsh Anand, Ting Chen, Bekir Keskin, Dinesh Maddipatla, Vikram S. Turkani, Prashant R. Kotkar, Alexander Fleck, Rasheed Rasheed, Duo He, Surface Free Energy Estimation: A New Methodology for Solid Surfaces, Advanced Materials Interfaces, 10.1002/admi.201901570, 7, 6, (2020)."

„Arnar Guðmundsson, Kim Elisabeth Schlipköter, Jan-E. Bäckvall, Iron(II)-Catalyzed Biomimetic Aerobic Oxidation of Alcohols, Angewandte Chemie International Edition, 10.1002/anie.202000054, 59, 13, (5403-5406), (2020)."

www.chemienet.info/7-hal.html

www.uni-bielefeld.de

„Dr. habil. Jochen Gartz: Wasserstoffperoxid *H2O2 – Das vergessene Heilmittel,* Mobiwell Verlag, 87509 Immenstadt, ISBN 978-3-944887-07-4"

„Arianna Brandolese, Daniele Ragno, Costanza Leonardi, Graziano Di Carmine, Olga Bortolini, Carmela De Risi, Alessandro Massi, Enantioselective N-Acylation of Biginelli Dihydropyrimidines by Oxidative NHC Catalysis, European Journal of Organic Chemistry, 10.1002/ ejoc.202000151, 2020, 16, (2439-2447), (2020)."

Wasserstoffperoxid, Verordnung, 2017. Verfügbar unter https://www.jagd-neuulm.de/index.php/aktuelles/sonstiges/465-wasserstoffperoxid-privater-erwerb-nicht-mehr-moeglich

„Michael D. Ward, Tomislav Friščić, K. Travis Holman, Microporosity of a Guanidinium Organodisulfonate Hydrogen-Bonded Framework, Angewandte Chemie, 10.1002/ange.201911861, 132, 5, (2013-2018), (2019)."

Nebenwirkungen von Wasserstoffperoxid. Verfügbar unter: https://utopia.de/ratgeber/wasserstoffperoxid-anwendungen-fuer-haushalt-gesundheit-und-hygiene/

www.uni-regensburg.de www.lernarchiv.bildung.hessen.de/archiv/lehrplaene/gymnasium/chemie

www.nat-working.uni-jena.de/Content/Thema_Haushaltsreiniger

www.quarks.de

„Schilling, U., Becker, B. (1997). Frischsalate und Keimlinge, in: Müller, G. (Ed.), Mikrobiologie der Lebensmittel. Lebensmittel pflanzlicher Herkunft. Hamburg: B. Behr´s Verlag GmbH & Co. KG."

„Oberbeil, K. (1998). Gesunde Köstlichkeiten, Kerne, Keime, Sprossen: Selbst- züchten der Energielieferanten leicht gemacht – für eine gesunde und vitaminrei- che Kost. München: Südwest Verlag GmbH."

Wasserstoffperoxid.net: https://wasserstoffperoxid.net/wasserstoffperoxid-kaufen/

Chemie.de: https://www.chemie.de/lexikon/Wasserstoffperoxid.html

Fonds der Chemischen Industrie. Folienserie Nr.24:Die Chemie des Chlors und seiner Verbindungen. Frankfurt am Main. 1992

www.schuessler-mineralstoffe.at

Fonds der Chemischen Industrie. Folienserie Nr. 26: Fotografie. Frankfurt am Main. 1999

Medizin.transparent.de: https://www.medizin-transparent.at/wasserstoffperoxid-gurgeln/

Faszination-Chemie.de: https://faszinationchemie.de/chemie-ueberall/news/was-ist-eigentlich-wasserstoffperoxid/

„Eapen, K.C., Mattada, R.R., Sharma, T.R. und Nath, H.: Keeping quality of fresh milk with hydrogen peroxide as a preservative. J. Food Sci. Technol. *12*, 87–90 (1975)"

„Toledo, R.T., Escher, F.E. und Ayres, J.C.: Sporicidal properties of hydrogen peroxide against food spoilage organisms. Appl. Microbiol.*26*, 592–597 (1973)"

„Johnson, A.H.: Hydrogen peroxide. In: Johnson, A.H., Peterson, M.S.: Encyclopedia of Food Technology. Westport: AVI 1974, S. 510–511"

www.chf.de/eduthek/projektarbeit-lindenhahnyilmaz.html

„Yicheng Xing, Zheng Yao, Wenyuan Li, Wenting Wu, Xiaoqing Lu, Jun Tian, Zhongtao Li, Han Hu, Mingbo Wu, Fe/Fe3C Boosts H2O2 Utilization for Methane Conversion Overwhelming O2 Generation, Angewandte Chemie International Edition, 10.1002/anie.202016888, 60, 16, (8889-8895), (2021)."

Ternes, W., Täufel, A., Tunger, L., Zobel, M. (2005). Lebensmittel – Lexikon. Hamburg: B. Behr's Verlag GmbH & Co. KG.

Wildbrett, G. (Ed.). (2006). Reinigung und Desinfektion in der Lebensmittelindust- rie. Hamburg: B. Behr's Verlag GmbH & Co. KG.

Krämer, J. (2011). Lebensmittel Mikrobiologie (6. Auflage). Stuttgart: Verlag Eugen Ulmer KG.

Wir danken Ihnen für Ihr Interesse und Ihr Vertrauen. Als Dankeschön dafür, haben wir eine besondere Überraschung. Wir haben exklusiv für Sie **„Lagerung von Wasserstoffperoxid – inklusive 22 Tipps zur Lagerung“**. Und diese erhalten Sie vollkommen kostenlos. Das klingt wunderbar? Dann warten Sie nicht lange und holen Sie sich Ihr Gratis-Geschenk.

## Hier geht es zu Ihrem Gratis-Geschenk:

https://forms.gle/7pYpfzUXfAii5R64A

1. **Öffnen Sie die Kamera-App auf Ihrem Smartphone und richten Sie die Kamera auf den QR-Code.**
2. **Klicken Sie auf den Link, der Ihnen angezeigt wird und schon werden Sie zur Website weitergeleitet.**

# Impressum

Verlag: Orbita Media Verlag GmbH & Co. KG / Ericusspitze 4 / 20457 Hamburg / Deutschland
Website: https://orbita-media.de
Cover Image: Shutterstock
ISBN: 9783989357228

**Haftungsausschluss:**
Die Nutzung dieses Buches und die Umsetzung der enthaltenen Informationen, Anleitungen und Strategien erfolgt auf eigenes Risiko. Der Autor kann für etwaige Schäden jeglicher Art aus keinem Rechtsgrund eine Haftung übernehmen. Haftungsansprüche gegen den Autor für Schäden materieller oder ideeller Art, die durch die Nutzung oder Nichtnutzung der Informationen bzw. durch die Nutzung fehlerhafter und/oder unvollständiger Informationen verursacht wurden, sind grundsätzlich ausgeschlossen. Rechts- und Schadenersatzansprüche sind daher ausgeschlossen. Dieses Werk wurde sorgfältig erarbeitet und niedergeschrieben. Der Autor übernimmt jedoch keinerlei Gewähr für die Aktualität, Vollständigkeit und Qualität der Informationen. Druckfehler und Falschinformationen können nicht vollständig ausgeschlossen werden. Es kann keine juristische Verantwortung sowie Haftung in irgendeiner Form für fehlerhafte Angaben vom Autor übernommen werden.

Die bereitgestellten Analysen, Vorschläge, Ideen, Meinungen, Kommentare und Texte sind ausschließlich zur Information bestimmt und können ein individuelles Beratungsgespräch nicht ersetzen. Alle Informationen dieses Buches entsprechen dem Kenntnisstand zum Zeitpunkt des Verfassens dieses Buches. Eine Haftung für mittelbare und unmittelbare Folgen aus den Informationen dieses Buches ist somit ausgeschlossen. Informieren Sie sich weitläufig aus unterschiedlichen Quellen und bedenken Sie, dass am Ende nur Sie für die Entscheidungen verantwortlich sind.

**Haftung für externe Links**
Unser Angebot enthält Links zu externen Websites Dritter, auf deren Inhalte wir keinen Einfluss haben. Deshalb können wir für diese fremden Inhalte auch keine Gewähr übernehmen. Für die Inhalte der verlinkten Seiten ist stets der jeweilige Anbieter oder Betreiber der Seiten verantwortlich. Die verlinkten Seiten wurden zum Zeitpunkt der Verlinkung auf mögliche Rechtsverstöße überprüft. Rechtswidrige Inhalte waren zum Zeitpunkt der Verlinkung nicht erkennbar.

**Urheberrecht:**
Das Werk einschließlich aller Inhalte, wie Informationen, Strategien und Tipps ist urheberrechtlich geschützt. Alle Rechte vorbehalten. Nachdruck oder Reproduktion (auch auszugsweise) in irgendeiner Form (Druck, Fotokopie oder anderes Verfahren) sowie die Einspeicherung, Verarbeitung, Vervielfältigung und Verbreitung mit Hilfe elektronischer Systeme jeglicher Art, gesamt oder auszugsweise, ist ohne ausdrückliche schriftliche Genehmigung des Autors untersagt. Die Inhalte dürfen keinesfalls veröffentlicht werden. Bei Missachtung werden rechtliche Schritte eingeleitet.

www.ingramcontent.com/pod-product-compliance
Lightning Source LLC
La Vergne TN
LVHW010817051026
849532LV00007B/2563
* 9 7 8 3 9 8 9 3 5 7 2 2 8 *